DR FRANCK SENNINGER

La boulimie

La faim sans fin

jouvence
EDITIONS

Du même auteur

L'anorexie (éd. Jouvence, 2004)

L'enfant végétarien (éd. Jouvence, 2003)

Le régime senior (éd. du Dauphin, 2000)

Le secret de Brocéliande; roman publié sous le pseudonyme de F. Berneri-Croce (éd. des Écrivains, 1999 – Prix Littré 2000)

Perdez du poids, pas le sourire… (éd. de l'Homme, 1993 – épuisé)

Extraits du catalogue Jouvence

Les compulsions alimentaires, Sylvie Batlle, 2004

Respirez pour mieux vivre, Olivier et Sandra Stettler, 2004

Mastiquer, c'est la santé, France Guillain, 2004

Être tonique, Jean-Paul Pes, 2004

Le secret des auto-massages chinois, Olivier et Sandra Stettler, 2003

Relaxation musicale, Maurice Clément-Faivre & Jean-Dominique Larmet, 2002

Se relaxer pour mieux vivre, Jean-Dominique Larmet, 2001

Catalogue Jouvence gratuit sur simple demande.

ÉDITIONS JOUVENCE

Suisse : CP 184, CH-1233 Genève-Bernex

France : BP 7, F-74161 Saint-Julien-en-Genevois CEDEX

Site internet : **www.editions-jouvence.com**

E-mail : info@editions-jouvence.com

Couverture : illustration de Jean Augagneur

Composition : nelly.irniger@free.fr

ISBN 2-88353-381-4

SOMMAIRE

AVANT-PROPOS

Les troubles du comportement alimentaire sont de plus en plus fréquents dans nos sociétés industrialisées. L'anorexie et la boulimie en sont les deux entités les plus abouties. Historiquement, la boulimie a été perçue comme une forme particulière de l'anorexie mentale, tant ces deux troubles sont liés par une peur panique de grossir et des préoccupations qui gravitent autour de la nourriture.

L'anorexie et la boulimie sont actuellement considérées comme les deux faces d'un même comportement. Parfois, les deux versants coexistent chez la même personne qui passe de l'anorexie à la boulimie et réciproquement. Lésés par la vie, les « anorexiques » et les « boulimiques » se vengent, les uns en se privant, les autres en se gavant.

Toutefois, l'anorexie est volontaire et la stratégie mise en œuvre conduit à la perte de poids, alors que la boulimie est une réponse à une pulsion irrésistible qui va à l'encontre de la stratégie souvent mise œuvre pour maintenir son poids.

Depuis les années 1970, les médecins ont reconnu dans le « syndrome boulimique » une essence propre, avec des facteurs prédisposants particuliers et une histoire individuelle.

La boulimie touche préférentiellement les femmes après l'adolescence. On estime que trois adolescentes sur dix sont susceptibles de présenter un jour des crises de boulimie. Le pourcentage de personnes souffrant de ce trouble est d'environ 15 %, mais la quantification est très difficile en raison du fort sentiment de culpabilité ressenti par les personnes qui souffrent de cette pathologie. Les hommes se montrent plus récalcitrants encore que les femmes à se livrer sur ce point.

Les personnes atteintes de boulimie éprouvent de grandes difficultés à parler de leur trouble, même à leur médecin, tant le sentiment de honte est grand.

On distingue communément la boulimie de la compulsion alimentaire.

La boulimie consiste à absorber une très grande quantité de nourriture, puis à tenter de la rejeter par divers procédés. De fait, les personnes boulimiques ont un poids généralement normal.

Les personnes atteintes de compulsion alimentaire engloutissent également une énorme quantité de nourriture pour ne s'arrêter que lorsqu'elles se sentent repues (rien ne peut plus passer). Toutefois, elles n'utilisent pas de moyens pour se purger de l'excès de nourriture consommée. En conséquence, les personnes souffrant de compulsion ont tendance à devenir obèses ou ont une histoire de « yo-yo » attachée à leur poids.

Cette distinction ne nous semble pas devoir être faite dans un ouvrage de vulgarisation comme celui-ci, qui se veut avant tout pratique. En effet, mise à part cette subtilité de classification, les tenants et les aboutissants de la compulsion alimentaire sont superposables à ceux de la boulimie. Le vocable « boulimie » décrira ainsi l'ensemble de ces deux troubles du comportement alimentaire.

Cet ouvrage s'attache à décrire les « crises de boulimie », à en comprendre leurs causes et à envisager les moyens de s'en délivrer.

Qu'est-ce que la boulimie ?

La boulimie se caractérise par des crises irrépressibles au cours desquelles de grandes quantités de nourritures sont ingérées en peu de temps et de façon incontrôlable. Il s'agit d'un trouble pulsionnel du comportement alimentaire.

Cette attitude, irraisonnée et irraisonnable, conduit à une déviation de l'ensemble de l'acte alimentaire proprement dit : prise de repas, choix quantitatif et qualitatif des aliments ingérés, sélection du lieu de consommation, perte des repères et des signaux internes tels que la faim et la satiété…

Même si elle peut mener à l'obésité, la boulimie se distingue du grignotage.

L'obésité *correspond à une augmentation du poids de l'individu au bénéfice de la masse grasse. Les sportifs, tels que les rugbymen, les culturistes ou les judokas, par exemple, sont lourds sans être obèses. Leur excès de poids est dû principalement au développement de leur masse musculaire.*

Le grignotage *consiste à ingérer de petites quantités de nourriture entre les repas. Même s'il n'est pas toujours bien contrôlé par la personne, les quantités restent le plus souvent modestes. Cependant, lorsque le volume ingéré augmente, l'éventualité d'un accès boulimique mérite d'être évoqué.*

Les différentes formes de boulimie

La boulimie revêt plusieurs formes. Elle peut se révéler par l'absorption de grandes quantités de nourriture en un laps de temps très court, mais aussi, à un moindre degré, par une obsession de la nourriture qui parasite les pensées d'une personne tout au long de la journée, avec absorption de quantités plus faibles, mais tout aussi compulsives.

La compulsion est une impulsion irrésistible et désagréable qui conduit à exécuter un acte contraire au jugement ou à la volonté de celui qui le réalise, visant à pallier son angoisse. *

* *Dictionnaire médical*, Masson, 2003.

Dans le langage courant, la « boulimie » est le fait d'une personne qui absorbe de grandes quantités de nourriture et se fait vomir après. La boulimie ne se résume pas à cette image stéréotypée très réductrice d'un trouble alimentaire plus général. Il existe en effet plusieurs formes de cette pathologie.

Il faut distinguer les crises de boulimie :

- *avec vomissement ou prise de médicaments* (laxatifs, vomitifs, diurétiques), que l'on appelle *« purging type »*, principalement présentes chez les personnes anorexiques (le plus souvent de poids normal du fait de ces crises de boulimie), qui alternent des épisodes d'anorexie et de boulimie ;
- *sans vomissements ni prise de purgatifs*, appelées *« no purging type »*, où la personne développe d'autres comportements compensatoires inappropriés, comme sauter des repas ou pratiquer des exercices physiques excessifs. Ce type de boulimie atteint plutôt les personnes en surpoids ou obèses qui « craquent ».

Nous avons déjà traité du sujet de l'anorexie dans *L'anorexie, le miroir intérieur brisé* (Éditions Jouvence, Genève, 2004, même collection). Nous étudierons ici les raisons physiologiques (liées à l'organisme) et psychologiques qui déclenchent la crise boulimique et les moyens de remédier à ce trouble du comportement alimentaire.

Les désordres engendrés par la boulimie

Les effets de la boulimie se doublent d'un sentiment de culpabilité pouvant aller jusqu'à la dépression et, dans certains cas, jusqu'au suicide. Les conséquences affectent également le corps.

L'estomac, distendu par l'absorption rapide d'aliments, non mastiqués, en quantités abondantes, souffre. On observe en effet souvent une gastrite, qui se manifeste par des brûlures à l'estomac en dehors des repas ; elle peut, à son tour, s'ulcérer ou affecter la muqueuse de l'œsophage. Des ruptures de l'estomac ont été signalées.

Lorsque la boulimie est accompagnée de vomissements répétés, des cas de fausses routes peuvent se produire et des aliments se retrouvent alors dans l'arbre respiratoire et provoquent par leur présence de graves infections broncho-pulmonaires. On constate souvent chez les personnes qui se font vomir des crevasses au bout des doigts à cause de l'acidité du suc gastrique, ainsi qu'un gonflement des glandes parotides.

La prise de laxatifs, de diurétiques, ainsi que les vomissements engendrent des perturbations très graves dans la répartition de l'ionogramme du sang. Le potassium est l'un des éléments fondamentaux de la contraction musculaire et cardiaque. Toute carence provoque des perturbations pouvant aller de la simple crampe musculaire à l'arrêt cardiaque.

Chez les personnes qui ne cherchent pas à « réparer » leurs crises de boulimie, c'est la prise de poids rapide qui permet de suspecter le diagnostic du trouble alimentaire. Cette dernière situation entraîne, outre les multiples complications d'ordre psychologique, les conséquences physiques affectant la peau, les articulations, les organes respiratoires, l'ensemble du métabolisme (cholestérol, diabète...), etc.

Parfois, la dépendance vis-à-vis de la nourriture se conjugue avec un assujettissement à l'alcool, à d'autres drogues ou encore au vol compulsif.

Êtes-vous boulimique ?

Il vous faut avant tout répondre à la simple question suivante : votre comportement alimentaire vous semble-t-il « normal » ?

Qu'est-ce qu'un acte alimentaire « normal » ?

L'acte alimentaire est initialisé par différents signaux d'une grande variété. La première question posée ci-dessus peut-être formulée différemment : pourquoi mange-t-on ?

Les réponses foisonnent : *par habitude, parce que c'est l'heure, parce que les autres mangent, par faim, par envie de manger, pour ne pas tomber malade, parce qu'il y a de la nourriture à disposition, pour vivre*... En réalité, l'acte alimentaire « normal » répond à tous ces impératifs.

Rien de tel dans la crise de boulimie où l'acte alimentaire n'est pas finalisé. La personne boulimique mange irrésistiblement sans faim, sans plaisir, sans qu'il lui soit possible d'y résister, et presque sans s'en rendre compte. Les différents signaux de l'acte alimentaire sont effacés.

Les signaux élémentaires sont la faim, l'appétit, le rassasiement et la satiété.

- **La faim** est une sensation douloureuse que l'on ressent parce que l'estomac se contracte à vide. Elle est à distinguer de l'envie de manger.
- **L'envie de manger** est un désir. Elle anticipe le plaisir de consommer quelque chose que l'on apprécie. Très simplement, on peut avoir faim et ne pas avoir envie de manger. C'est ce qui se passe lorsque vous avez faim et que l'on vous propose quelque chose que vous n'aimez pas. Dans ce dernier cas, vous aurez peu d'appétit.
- **L'appétit** est le plaisir que l'on éprouve à manger et qui entraîne le désir de continuer l'alimentation jusqu'au rassasiement.
- **Le rassasiement,** sensation de plénitude de l'estomac, se substitue peu à peu à la faim et met un terme au repas.
- **La sensation de satiété** se poursuit au-delà du repas. La personne repue ne mange plus.

La perte de ces signaux caractérise les troubles du comportement alimentaire. Parmi ceux-ci, la crise de boulimie peut être comparée à une avalanche.

L'envie de manger « enfle » dans l'esprit de la personne comme une couche de neige sur le haut de la montagne. Une fois la crise « déclenchée » la personne ingurgite une grande quantité de nourriture sans que ni ses résolutions ni son sentiment de culpabilité n'arrêtent sa progression destructrice. La crise doit se dérouler « jusqu'au bout ».

Une fois la crise de boulimie passée, il existe parfois un comportement compensatoire qui vise à éliminer les calories ingérées soit par une consommation de médicaments (laxatifs ou diurétiques), soit par une activité physique intense, soit par des vomissements provoqués.

Cette dernière phase n'est pas constante. Bien des femmes consomment un grand nombre d'aliments sans pour autant chercher à les rejeter ultérieurement. Leur désarroi n'en est pas moindre…

Le contexte

Les crises de boulimies se déroulent dans le secret, à l'abri des regards familiers, comme dans une cuisine par exemple, à un moment où la personne est seule ou encore censée préparer un repas.

Elles peuvent aussi avoir lieu en dehors du domicile : dans la rue, le long des trottoirs par exemple. Dans ce cas, la personne se ravitaille de boulangeries en pâtisseries et consomme sur le chemin ses achats. Cette conduite se répète régulièrement, à n'importe quelle heure de la journée.

Ainsi, au vu de ses familiers, la personne boulimique passe souvent pour avoir une pratique alimentaire « normale », ne consommant guère plus que d'autres membres de la famille, alors qu'en réalité, l'essentiel de son alimentation se passe en dehors du cercle domestique. Cette consommation cachée va de pair avec un sentiment de honte sur lequel nous reviendrons.

La crise de boulimie

La boulimie est un trouble qui se manifeste par des crises plus ou moins fréquentes. Les accès surviennent en plusieurs étapes. On peut distinguer schématiquement une période d'avant-crise, de crise proprement dite et une période d'après-crise.

L'avant-crise

Il s'agit le plus souvent d'un sentiment de mal-être difficilement définissable. À l'origine, on retrouve généralement une contrariété, une frustration ou une blessure d'amour-propre. Cette sensation prend corps (l'amas de neige de l'avalanche dans notre exemple préliminaire) jusqu'à se matérialiser sous la forme d'une crise de boulimie.

La frustration est un état de tension émotionnelle privant l'individu d'une satisfaction ou d'une gratification attendue. Cette privation peut être externe (par exemple, une promotion refusée) ou interne (par exemple, le sentiment de ne pas être à la hauteur d'une tâche).

Parfois, la précrise comprend tout l'intervalle de temps qui sépare deux crises. La personne boulimique n'arrête pas de penser à la nourriture. Cette « bouffe » qu'elle convoite la paralyse, puisant tout son temps et toute son énergie.

Virginie : « Je n'en peux plus ! Je ne pense qu'à manger. Je devrais réviser mon bac et je pense qu'à la "bouffe". Et quand je commence, je ne peux plus m'arrêter. Il m'en faut encore, encore... ! »

Dans certains cas, il n'y a pas de signes avant-coureurs. La crise de boulimie se définit alors comme un grignotage qui tourne mal.

Gaëlle : « Ça commence toujours pareil. Je me dis : "Je ne vais prendre qu'un seul chocolat, cela ne peut pas faire de mal, juste un seul". Et puis, je ne peux plus m'arrêter. Je termine la boîte et je mange en plus des gâteaux secs avec du chocolat. Je sais pourtant que je ne devrais pas, mais c'est plus fort que moi... ! »

La crise

L'accès boulimique se caractérise par l'importance de la quantité absorbée et la rapidité de l'ingestion. Elle n'a pas de rapport avec un simple grignotage, même si elle peut commencer de façon identique, tout au moins au début.

Les aliments sont littéralement engloutis sans assiette ni couverts, à même les emballages, dans un état second et indépendamment de leurs qualités gustatives. Il s'agit souvent d'aliments « interdits » parce que très caloriques comme des biscuits, du chocolat, du fromage, du Nutella, etc. Plusieurs milliers de calories peuvent ainsi être ingérés en quelques minutes.

On a décrit des cas de rupture de l'estomac… Dans certains cas, les dépenses inhérentes à l'achat de nourriture sont si importantes qu'elles grèvent lourdement le budget familial et peuvent mener, dans les cas extrêmes, à des conduites de prostitution.

Si au début de la crise, la personne est vaguement consciente « qu'il ne faudrait pas », ce jugement disparaît bien vite et l'absorption se passe dans un état second, presque fusionnel avec la nourriture (la personne et la nourriture ne font plus qu'un), sans autre limite que la contenance gastrique de l'individu.

Les accès boulimiques peuvent survenir plusieurs fois par jour et tourner à l'état de mal boulimique, c'est-à-dire que les crises se succèdent les unes après les autres, obligeant à l'hospitalisation.

Parmi les éléments de contexte déclencheur de la crise, deux catégories se distinguent principalement des cas cliniques recensés : le cas le plus fréquent est celui où la crise survient de façon inopinée.

Laurence ne travaille pas le mercredi, journée qu'elle consacre à l'éducation de ses enfants. Approche l'heure du goûter avec son cortège de sensations interdites, car le médecin lui a encore répété avant-hier qu'il ne fallait pas qu'elle mange entre les repas si elle voulait maigrir. Ces kilos en trop, elle les traîne depuis si longtemps ! C'est facile de dire qu'il ne faut pas manger entre les repas, mais comment faire lorsqu'on a faim ? Après tout, elle peut bien manger un petit bout de pain avec un petit carré de chocolat ; elle mangera moins le soir, puisqu'elle aura moins faim…
Laurence mange donc son morceau de pain avec son carré de chocolat ; non, plutôt deux carrés, enfin une barre, c'est tellement bon… qu'elle peut bien en reprendre. Il n'y a bientôt plus de chocolat, mais il y a du fromage et de la charcuterie dans le frigo ; elle l'a vu en ouvrant la porte tout à l'heure. Il faut faire vite car l'heure du goûter des enfants approche. Le fromage et le saucisson sont engloutis avec le restant de la baguette. Il y a aussi les gâteaux pour le goûter… Mais voici les enfants qui viennent… Il ne faut pas être vu. La crise de Laurence prend fin de cette façon.

Cette crise est typique car on constate que les aliments sont ingérés les uns après les autres en grande quantité et en un minimum de temps. Laurence passe sans distinction du sucré au salé, pour revenir au salé et repartir vers le sucré. Les aliments sont hypercaloriques (très riches en calories) et absorbés de façon irrésistible.

Il ne s'agit pas de grignotage, même si ce léger trouble est fréquent. Le grignotage se caractérise par une consommation – avec ou sans faim – de petites quantités d'aliments en dehors de repas, en général normaux par ailleurs.

Au contraire, Laurence connaît des périodes d'ingestion compulsives sans faim ni réelle envie de manger. Dans son cas, il s'agit surtout d'un besoin irrépressible assimilable à une conduite de type « toxicomaniaque ». Pour cette raison, la boulimie a été appelée la « toxicomanie sans drogues ».

La seconde catégorie concerne les anorexiques qui « craquent » et qui organisent méthodiquement leur phase boulimique. Les courses sont effectuées et stockées dans ce but. Les dépenses financières peuvent parfois être considérables.

La crise survient à un horaire préétabli, programmé. La personne dévore pêle-mêle tout ce qui lui tombe sous la main, le but étant d'engloutir et non de mastiquer. Les aliments semi-solides sont préférés : il en va ainsi des crèmes dessert, des mousses, des fromages à pâte molle, des flancs, etc. Des vomissements ou des périodes de sommeil peuvent permettre une nouvelle ingestion.

Dans tous les cas, la notion de besoin l'emporte sur celle du plaisir.

Paul raconte : « Le plaisir ? Il ne survient que le laps de temps durant lequel l'aliment va de ma bouche à mon estomac ! »

Le plaisir apparaît donc en filigrane ; la personne ingurgite pour « compenser », pour « combler » quoi ? Elle ne le sait pas elle-même ! Nous reviendrons sur cet aspect dans le chapitre « Pourquoi la boulimie ? ».

La fin de la crise

La fin de la crise survient dans un contexte de satiété où la personne se sent repue. Elle ne pourra plus rien ingérer d'autre. Cette sensation peut se doubler d'un sentiment de dépersonnalisation où la personne ne se reconnaît plus. Dans certains cas, comme dans notre exemple avec Laurence, l'arrivée d'un tiers met fin à la crise.

L'après-crise

Lors d'un accès boulimique, la personne se trouve dans la situation où elle mange d'abord et réfléchit après. Un sentiment de culpabilité, de honte, prédomine, celui de ne pas avoir été maître de ses pulsions, de ne pas avoir tenu les promesses que l'on s'était faites… Avec le remords, de nouvelles résolutions se font jour : « Cette crise était la dernière… »

Il existe souvent un refuge dans le sommeil, témoin d'une dépression latente. Après la « crise », la personne boulimique dort pour oublier tout comme elle a mangé pour oublier, afin de ne pas être confrontée à un conflit avec elle-même, ce qui peut-être source d'angoisse.

Celui qui souffre de boulimie est la plupart du temps conscient du caractère anormal de son comportement et sait qu'il lui sera de la même manière impossible de réprimer la prochaine crise. C'est la raison pour laquelle l'après-crise est une période difficile. Elle conjugue un sentiment d'incapacité et de honte.

Ce sentiment de culpabilité est très présent et se prolonge bien au-delà de la crise. Il est à l'origine de prises de laxatifs, de lavements, de vomissements, d'exercices physiques interminables, de façon à tenter de « réparer » le mal. Cela explique que les sujets boulimiques les plus facilement diagnostiqués sont ceux qui présentent une demande insistante de laxatifs ou de diurétiques.

La personne atteinte d'accès boulimique répugne à en parler comme s'il s'agissait là d'une activité dégradante. Ce phénomène est vraisemblablement à l'origine d'une sous-estimation du nombre de personnes indisposées par ce trouble, les individus concernés préférant déclarer qu'ils « craquent quelquefois ».

Il faut alors que le praticien se livre à un véritable « interrogatoire » pour faire préciser au patient ce que revêt le terme « craquer » et s'apercevoir qu'il jette en réalité un voile pudique sur des comportements boulimiques.

Le vocable « craquer » est en effet toujours enveloppé d'un flou extrêmement difficile à clarifier. Ce n'est qu'en reconstituant toute la démarche depuis l'ouverture du réfrigérateur que l'on parvient à déterminer la nature irrésistible du geste, en inventoriant un à un les différents aliments absorbés et leur quantité...

Maria, âgée d'une quarantaine d'années, mère de deux enfants, vient consulter pour perdre du poids :
– Je ne suis pas contente de moi car j'ai craqué cet après-midi.
– Craqué ? Que voulez-vous dire ?
– J'ai mangé.
– Qu'avez-vous mangé ?
– Tout ce qui se présentait.
– C'est-à-dire ?
– Du chocolat.
– Du chocolat ? Combien ?
– Oh ! la boîte.
– Il y avait autre chose après ?
– Du fromage.
– Avec du pain ?
– Oui.

– Combien de fromage ?
– Tout.
– Tout, c'est-à-dire ?
– Les deux boîtes.
– Avec combien de pain ?
– La baguette (pleurs).
– Et après, il y avait autre chose ?
– Des gâteaux ?
– Combien de gâteaux ?
– La boîte de gâteaux secs, j'ai honte.
– Et après ? Il y a eu autre chose ?
– De la charcuterie. Je ne sais pas pourquoi j'ai fait cela. Pourtant, je savais que je venais ce soir et que je ne devais pas agir ainsi pour mon poids…

Ce dialogue n'est pas exceptionnel alors que le terme « craqué » avait été employé initialement. Dans ce cas, la culpabilité est présente, mais la patiente n'émet pas le désir de « réparer ». En effet, les conduites visant à éliminer les calories absorbées par le biais de médicaments ou de vomissements sont plus rarement mises en évidence dans les cas de boulimie associés à des problèmes de surpoids.

Quand des vomissements surviennent, c'est généralement lors des troubles combinés d'anorexie-boulimie. Dans ce cas précis, les rejets provoqués, les prises de médicaments ou les exercices physiques revêtent un rituel particulier.

Tiphanie, âgée de 17 ans, vient consulter avec sa mère. Elle se plaint de douleurs à l'estomac. Elle a un poids un peu au-dessus de la normale et s'habille avec des vêtements noirs très larges. « Ce n'est pas étonnant que tu aies mal au ventre », dit sa mère, « avec la vie que tu mènes. Tu sors tard le soir, tu sautes des repas, tu manges à n'importe quelle heure et tu te nourris de gâteaux et de crèmes dessert. Pensez, Docteur, elle est capable de vider un placard qui contient des biscuits. Ce n'est pas étonnant qu'elle soit constipée avec tout cela. Vous pourrez lui prescrire quelque chose pour aller aux toilettes ? En plus, parfois, elle vomit.
– Ce n'est pas vrai, proteste Tiphanie.
– Comment cela, ce n'est pas vrai ? Hier encore, on t'a entendue !
– Oui, mais hier, j'avais mangé quelque chose à la cantine qui m'a rendu malade ; d'ailleurs, je n'étais pas la seule. »

Tiphanie est atteinte d'anorexie-boulimie. Elle se prive de manger à table, dévore entre les repas, ou bien prend des laxatifs. Cette situation diffère de la boulimie propre où l'on n'observe pas de conduite anorexique en toile de fond.

La boulimie se caractérise par les critères suivants :

Vous êtes boulimique si :

- *vous ingérez régulièrement et sans plaisir une grande quantité de nourriture en peu de temps, en dehors des prises régulières de repas ;*
- *vous ne vous contrôlez pas durant ces crises ;*
- *vous avez le sentiment d'avoir mal agi et vous cherchez à « réparer » les crises par des vomissements, des prises de laxatifs, des lavements, des diurétiques, des repas sautés ou des exercices physiques intenses (ce sentiment de devoir « réparer » distingue la boulimie des compulsions où il n'est pas présent) ;*
- *la fréquence de vos crises est d'au moins 2 fois par semaine pendant au moins 3 mois consécutifs ;*
- *l'estime que vous vous portez dépend presque exclusivement de votre poids ou de votre silhouette ;*
- *vos troubles surviennent indépendamment de toute crise d'anorexie mentale (dans ce dernier cas vos troubles boulimiques sont à mettre sur le compte de l'anorexie).*

Pourquoi la boulimie ?

Les troubles du comportement alimentaire (l'anorexie et la boulimie) apparaissent noyés au milieu de différents facteurs ; on dit qu'ils sont multidéterminés. Il n'est pas possible en effet de retrouver une cause unique qui expliquerait à elle seule la pathologie de toutes les personnes atteintes.

Ainsi, face à des « crises de boulimie », on peut proposer plusieurs approches différentes susceptibles d'apporter un début d'explication sur l'origine d'un tel trouble du comportement. Les différents paragraphes ci-dessous proposent de découvrir cette pathologie sous plusieurs angles, qui, en se combinant, permettent une meilleure compréhension de la maladie.

Approche de la personnalité

Les personnes souffrant de boulimie, comme d'anorexie d'ailleurs, ont en commun leur peur de grossir et le souci de leur apparence. La boulimie peut se conjuguer avec la maigreur ou l'obésité, selon l'intensité et la fréquence des crises, le stade évolutif, le terrain constitutionnel et le trouble du comportement initial.

Il existe chez toute personne atteinte de trouble du comportement alimentaire un hyperinvestissement de l'image corporelle.

L'investissement est l'union de l'énergie psychique avec une représentation ou avec un objet*. Dans le cas présent, le psychisme se met au service de la représentation que la personne se fait d'un corps idéal.

Cet investissement est tel que la personne confond sa propre valeur et sa capacité à atteindre un but. Cette quête d'un poids impossible à obtenir, parce que sans cesse reculée, ne peut être que déçue. Le sentiment de dévalorisation est immense puisque le corps n'apporte jamais la satisfaction tant recherchée.

---

* *Dictionnaire médical,* Masson (*op. cit.*).

Les troubles du comportement alimentaire peuvent ainsi être définis comme des troubles du narcissisme, c'est-à-dire de l'amour que la personne se porte. Ce trouble n'a parfois rien à voir avec la réalité, car bien des personnes souffrant de boulimie ont un poids normal, tout au moins au début.

Cette déception conduit la personne à entreprendre différents régimes, à restreindre son alimentation. Cette situation a pour conséquence de déclencher une faim incontrôlable, des fringales, et de provoquer de nouvelles crises dans un cercle vicieux infernal.

On peut cependant dégager un « profil type » de personnes souffrant de boulimie :

- L'âge de survenue est la post-adolescence. Cependant nous avons déjà évoqué la pudeur qui entoure les crises. Les jeunes minimisent parfois plus que les adultes les quantités ingérées. En tout cas, dans notre pratique, les crises ne sont pas rares à l'adolescence, voire dans la préadolescence.

Pourquoi à l'adolescence ?

L'adolescence est en effet une période charnière du point de vue tant nutritionnel que psychologique. Cette phase est avec celle de la vie fœtale jusqu'à la première année d'existence, la période au cours de laquelle la croissance est la plus importante.

Le poids augmente :
- durant la première année de vie de 7 kg à 8 kg ;
- durant la deuxième année d'environ 4 kg ;
- puis de 2 kg par an ;
- jusqu'à la puberté où l'enfant grossit de 4 à 5 kg par an.

Cette période de croissance va évidemment de pair avec une augmentation des quantités de nourriture ingérées. Durant cette phase, les risques de déséquilibres alimentaires sont considérables surtout chez les filles dont la masse musculaire est parfois insuffisante pour « brûler » la totalité des calories absorbées. Les garçons et les filles du même âge ont des besoins nutritionnels très différents, qui varient selon l'activité physique, mais aussi selon la vitesse de croissance de l'organisme et les fonctions hormonales. Il est impossible d'établir des normes strictes à cet âge si particulier.

On peut toutefois remarquer que les apports caloriques augmentent progressivement. Les filles consomment davantage de calories que les adultes vers 13-14 ans (env. 2500 kcal/jour) et les garçons, vers 16-19 ans (env. 3000 kcal/jour). Évidemment, ces chiffres constituent une moyenne pour la population adolescente.

Schématiquement, à l'adolescence, l'individu est en quête d'une identité propre, à la recherche de modèles. Or, l'environnement, la

société lui fournissent des exemples de mannequins faméliques, le plus souvent siliconés de façon à acquérir quelques rondeurs féminines bien placées.
Parallèlement, les exigences sont souvent pesantes pour parvenir à atteindre une réussite scolaire ou professionnelle ambitieuse. Il arrive alors que certaines jeunes filles confondent réussite et amaigrissement et dérivent vers l'anorexie. D'autres, lancées dans une réalisation de rêves impossibles à satisfaire, en subissent le contrecoup et dérivent vers la boulimie.

➪ Il existe en général, préalablement à la survenue des crises, un certain degré de surpoids. On observe en effet fréquemment la survenue du trouble à l'issue d'un épisode de restriction alimentaire intempestive. Lors de régimes incontrôlés, en l'absence notamment de surveillance médicale, des restrictions trop importantes peuvent être observées. Des réactions de fatigue, de malaise, de crampes, de « manque » ne sont alors pas rares. Pour solutionner ces problèmes, le corps se venge, obligeant la personne à « craquer ». Alors, le poids remonte et le phénomène du « yo-yo » s'instaure en gommant d'un seul coup tous les efforts d'amaigrissement obtenus.

➪ Les mères des personnes atteintes sont plus fréquemment concernées par des problèmes de surpoids.

Les habitudes alimentaires s'installent dans l'enfance. Ainsi, dans les foyers où la nourriture revêt une importance particulière et où les quantités présentées sont importantes, il est remarqué un certain degré de surpoids. L'envie qui survient de régler un problème, une angoisse par une surconsommation de nourriture n'est sûrement pas le fruit du hasard. C'est un réflexe, un désir dont on sait qu'il peut être satisfait (le réfrigérateur est plein).
On retrouve également des antécédents compulsifs chez les personnes atteintes de ce trouble.

- Un usage de médicaments destinés à calmer l'angoisse.

- Parfois, une association avec l'alcool.

Les femmes semblent plus touchées que les hommes, mais il est à remarquer qu'elles consultent également plus souvent que ces derniers. Neuf fois sur dix, les sujets atteints de boulimie sont des femmes. Il n'existe pas de forme particulière à l'homme, si ce n'est qu'il « avouera » moins aisément son trouble qu'une femme.

Seuls 4 à 8 % de la population occidentale sont statistiquement concernés par les accès boulimiques. On sait cependant que ces chiffres sont largement sous-estimés.

Approche psychanalytique

Les personnes atteintes de ce trouble du comportement alimentaire ressentent souvent un sentiment mal défini d'ennui, de manque à combler, de désir insatisfait.

Ce sentiment de mal-être est généralement vague. Il demande toutefois une satisfaction immédiate. Beaucoup de personnes ne supportent pas la sensation de faim ; l'idée leur en est insupportable. Il ne s'agit pas d'un besoin, comme il en existe dans les pays du Tiers-Monde où la famine sévit et tue par milliers. Non, il s'agit d'une envie intense de manger qui survient n'importe quand et principalement en dehors des repas. Cette « faim » pousse irrémédiablement à consommer avec gloutonnerie une quantité énorme de nourriture. Il s'agit, pour la personne concernée, de répondre dans l'immédiat à un état de manque.

Toute personne assume quotidiennement, à des degrés divers, des désirs non satisfaits. Ces frustrations prennent le plus souvent une dimension fantasmatique : elles s'évacuent dans le rêve. L'exemple du loto permettra de clarifier notre propos. Chacun d'entre nous rêve à un moment donné de richesse et de puissance ; cela est du domaine du désir. Certains, moins nombreux, jouent occasionnellement au loto, avec une probabilité de gagner le gros lot quasi nulle (une chance sur 14 millions). Pourtant, cette minuscule chance conserve l'espoir, ce qui, après tout, n'est pas bien grave. D'autres, moins nombreux encore, jouent une ou deux fois par semaine dans l'espoir infime de voir leur rêve se réaliser. D'autres, encore moins nombreux, ressentent un besoin impérieux de gagner. Ils sacrifient une bonne partie de leur investissement à ce besoin. Lorsque le désir s'efface devant le besoin, la pathologie apparaît. L'objet (loto) se confond avec le désir (richesse), sans que ce dernier ne soit jamais assouvi. Ainsi, naissent les dépendances psychologiques à un objet donné (c'est ce qu'on appelle également « l'addiction »).

Il en va de même avec la nourriture. Face à un désir inassouvi, certaines personnes éprouvent le besoin de le voir immédiatement satisfait par quelque chose de bien matériel et de reproductible. L'alimentation joue ce rôle à merveille. Elle n'est pas très coûteuse, peut être stockée et est (dans nos sociétés) disponible à volonté. Là encore, la notion de besoin l'emporte sur celle de désir. La dimension fantasmatique est déviée vers une dimension matérielle, celle de la nourriture. La réalité est gobée sous forme de nourriture, puis parfois rejetée (vomissement), tant la réponse qu'elle apporte est décevante.

Il existe donc une problématique du vide intérieur à combler et de vide à effectuer en soi lors des vomissements, des prises de médicaments comme des laxatifs ou des diurétiques, ou encore au moyen de régimes parfois draconiens.

Pour les personnes victimes de crises de boulimie, ce malaise intérieur est difficilement supportable et nous avons vu que celles-ci aspirent à le combler par le moyen de l'alimentation. Cette « lecture » de la boulimie peut tout aussi bien se faire avec d'autres conduites du même ordre : boulimie de travail, boulimie du sport, boulimie amicale ou sexuelle, toutes s'entendent à rassurer l'individu en proie à ce mal-être.

Les grignotages peuvent aussi subvenir à la suite d'un mal-être, toutefois dans ce cas, il s'agit plutôt d'un déplacement au sens psychanalytique du terme (voir ci-dessous) : au lieu d'affronter une difficulté, la charge émotionnelle se tourne vers la nourriture plus facilement identifiable et source de plaisir. C'est ce que la personne traduit par : « je mange pour compenser ».

Le déplacement est un mécanisme inconscient par lequel l'affect (charge émotive) d'une représentation se reporte sur une autre qui possède une charge émotionnelle moins intense et à laquelle elle est liée par une chaîne associative.

Par ailleurs, l'alimentation joue un rôle relationnel très fort dès la plus petite enfance entre la mère et son enfant. Il existe une « fusion » entre le nourrisson et sa mère. Lorsqu'elle lui donne le sein, on peut considérer que la mère « donne son propre corps à manger à son bébé »*. Or, il existe un « conditionnement » très précoce lié à la nourriture. Lorsque son enfant pleure, l'un des premiers réflexes de la mère est de le prendre dans ses bras et de lui donner le sein ou le biberon. Et souvent, ce simple contact suffit à apaiser le nourrisson.

Plus tard, lors de situations conflictuelles, lors de contrariétés, l'individu sera tenté de se tourner vers la nourriture pour calmer ses tensions internes.

Élisabeth a des crises de boulimie dont elle n'avait encore parlé à personne tellement son sentiment de honte est grand. Lorsqu'on évoque une relation possible entre son trouble alimentaire présent et un trouble dans l'enfance, Élisabeth raconte que sa mère est partie du Portugal pour la France alors qu'elle n'était âgée que de cinq mois. C'est sa grand-mère qui l'a élevée. Elle ne reverra sa mère que vers l'âge de 14 ans. Devenue adulte elle part à son tour pour la France où elle vit à proximité de sa mère, mais se brouille rapidement avec elle. Les deux femmes ne se parlent plus. C'est alors que les crises de boulimie sont apparues.

Le lien entre les crises de boulimie et la privation d'une mère dans les premiers mois de la vie ne peut être ignoré. Ce lien a déjà été évoqué par

---

* Michel Sanchez-Cardenas, *Le comportement boulimique,* éd. Masson, Paris, 1990.

certains psychanalystes qui ont remarqué que les filles sont moins souvent allaitées au sein que les garçons et, quand elles le sont, l'allaitement dure moins longtemps.

Dès lors que les troubles du comportement alimentaires touchent principalement les femmes (neuf cas sur dix). On peut se demander s'il n'existe pas effectivement un lien de cause à effet entre cette proportion et la négation de besoins infantiles dès les premiers mois de la vie.

Certains auteurs ont du reste noté que, d'une façon plus générale, les enfants qui ont été restreints de nourriture dès leur plus jeune âge ont une propension à la prise de poids.

Véronique a reçu chez elle sa belle-mère qui ne cesse de la critiquer sans que son mari ne trouve rien à redire. Au fil des jours, la tension monte sans qu'elle dévoile son mécontentement se révélant en toutes circonstances une parfaite belle-fille. Une fois sa belle-mère partie, Véronique dévalise le réfrigérateur et ingurgite plusieurs boîtes de chocolat.

Véronique ressent à juste titre des pulsions agressives vis-à-vis de sa belle-mère. Ces pulsions n'ont jamais pu s'exprimer verbalement, ajoutant ainsi un sentiment de frustration. La belle-mère partie, l'agressivité ne pouvant plus être verbalisée se retourne contre Véronique qui, d'une certaine manière, se punit de n'avoir pas osé dire ce qu'elle avait sur le cœur.

Approche mythologique

La boulimie, quête sans fin (sans faim ?) de nourriture, crises éternellement recommencées, peut être comparée au célèbre mythe du tonneau des Danaïdes.

Les Danaïdes étaient des nymphes au nombre de 50, toutes filles de Danaos. Celui-ci les maria aux 50 fils de son frère Égyptus. Danaos, suspectant une ruse de son frère pour le détrôner, ordonna à ses filles de tuer leurs maris dès la première nuit de noces si ceux-ci ne les respectaient pas. Il leur offrit même un poignard pour cette besogne. Toutes, à l'exception d'une, occirent leur mari. Seule Hypermnestre épargna son époux Lyncée car, dit-elle, il l'avait respectée.

Par la suite, les 49 Danaïdes cherchèrent un époux et on imagine bien pourquoi ceux-ci ne se précipitèrent pas. Après leur trépas, elles furent condamnées à remplir éternellement un tonneau sans fond.

La symbolique de ce mythe peut être adaptée au thème de la boulimie, dans laquelle le désir naturel de manger est dévié de son cours originel. Dans cette faim sans fin, lors des « crises », l'alimentation devient anarchique, « contre nature ».

L'une des significations de ce mythe, est la suivante : se refuser à un acte naturel, détourner de son but une action légitime – celle du mariage est la procréation et celle de l'alimentation est l'apport d'énergie nécessaire à la vie – revient à se condamner à une absurdité sans fin, à des actes stériles, à une peine aussi démesurée que la faute*.

Une autre signification peut être fournie de la façon suivante : la perte d'un objet (le mari dans le cas du mythe), d'une alimentation équilibrée (dans le cadre qui nous intéresse), condamne la personne à rechercher sans cesse une compensation équitable. En outre, pour continuer le parallèle avec le mythe du tonneau des Danaïdes, le corps, meurtri par les régimes et les crises de boulimie successives, doit encore plaire, tout comme les Danaïdes, après le meurtre de leurs premiers maris.

Comme on le voit les supplices prononcés par les dieux n'ont rien à envier à ceux que les hommes s'infligent parfois.

Approche sociologique

La minceur est, dans nos sociétés industrialisées, symbole de réussite, de beauté, de bonheur, de séduction, bref, parée de toutes les vertus. Les top-modèles ne représentent qu'une infime partie

* Jean Chevalier, Alain Gheerbrant, *Dictionnaire des symboles*, Robert Laffont, Paris, 1993.

de la population – moins de 5 % – sans parler du fait que les photos qui les mettent tant en valeur sont, dans la grande majorité, retouchées.

Face à cet idéal irréel, la société pousse à grand renfort de publicité à la consommation. Car consommer est également un symbole de réussite, de richesse, de respectabilité, de bonheur, bref, de grande puissance.

Ainsi, deux entités contradictoires reposant sur les mêmes valeurs s'affrontent. Il faut à la fois être mince et consommer. Très schématiquement, entre ces deux forces extrêmes, l'individu cède par à-coups soit du côté de la consommation (boulimie), soit du côté de l'image du corps (anorexie). D'autres alternent crises d'anorexie et de boulimie.

Par ailleurs, il est à remarquer que l'individualisation des repas s'accentue dans nos sociétés. Les multiples déplacements, les horaires variables, la multiplicité des points d'alimentation où il est possible de trouver à manger en presque tout lieu et à presque toute heure, tout cela pousse à une alimentation « solitaire ». Or, nous avons vu que les « crises de boulimie » se déroulent dans la solitude. On peut se demander si notre alimentation moderne du manger « vite fait, plus ou moins bien fait » ne facilite pas en définitive l'éclosion des troubles du comportement alimentaire.

Approche neurophysiologique

Le cerveau est constitué de trois entités que l'on pourrait comparer à des poupées russes :

- La plus profonde est l'**archéocortex** (ou cerveau reptilien) ; elle date de 200 millions d'années environ. Ce cerveau, le plus primitif permet des actions rapides sans réflexion préalable. Il est le siège des grandes fonctions nécessaires à la conservation, la reproduction ou la survie de l'espèce, cela grâce à l'agressivité (le combat), la sexualité et la recherche de nourriture.
- La couche intermédiaire est représentée par le **paléocortex,** qui date de 100 millions d'années environ. Ce cerveau est le siège de certaines émotions comme la peur (permet la fuite) et d'une mémoire fruste instinctive (instinct de conservation et réflexes conditionnés basés sur une mémorisation).
- La couche la plus externe concerne le **néocortex**. Comme pour les poupées russes, elle est la plus élaborée. Elle date de 300 000 ans environ et apparaît avec l'homme de Néandertal. Ce cerveau caractérise l'homme contemporain. Il permet la mémorisation, les associations d'idées, la réflexion, l'élaboration de stratégies, la résolution de problèmes.

Cette partie du cerveau est celle qui nous différencie le plus des animaux.

Cette approche neurophysiologique rejoint celle de la psychanalyse. En effet, lorsqu'une personne se trouve face à une difficulté qu'elle ne sait pas ou ne peut pas résoudre (néocortex), elle va involontairement chercher une solution dans la profondeur de son cerveau en direction de l'archéocortex où se trouvent ses réflexes primaires. Si la sexualité ou l'agressivité ne trouvent pas à s'appliquer à la situation, c'est donc vers la nourriture que l'instinct va porter l'individu. Cette réponse sera encore renforcée par le paléocortex dans lequel la mémoire a inscrit depuis la plus tendre enfance que la réponse à toute souffrance est une prise de nourriture (réflexe conditionné).

Les neurophysiologistes diront que le problème élaboré dans le néocortex trouve une solution dans l'archéocortex; les psychanalystes déclareront qu'à une souffrance correspond finalement le plaisir retrouvé de la relation fusionnelle avec la mère par l'intermédiaire de la nourriture.

Approche biologique

Cette approche pourrait être formulée par la question suivante : *est-ce que limiter son alimentation constitue une fin en soi ou une faim en soi ?*

La « crise de boulimie » est souvent initialisée par une sensation de faim ou de forte envie de manger. Depuis ces dernières années, le support biologique de ces « fringales » est mieux connu.

L'insuline

L'insuline est une hormone sécrétée par le pancréas. Lorsque le sucre pénètre dans le sang, comme à la suite d'un repas par exemple, la quantité d'insuline augmente également afin de diminuer la glycémie (le taux de sucre sanguin). Les diabétiques manquent de cette hormone, c'est pourquoi leur glycémie reste élevée.

À l'inverse, lorsque la personne est à jeun ou lorsqu'elle se prive de manger, la sécrétion de l'insuline diminue pour éviter des hypoglycémies (chute du taux de sucre dans le sang). Il existe dans le cerveau une minuscule petite glande, l'hypothalamus, qui règle en partie les sécrétions des hormones du corps. Cet hypothalamus enregistre la baisse d'insuline sanguine ce qui a pour conséquence de provoquer la faim.

Ainsi, une restriction alimentaire provoque une baisse d'insuline dans le sang et aboutit à un signal de faim.

La leptine

La leptine est une hormone découverte en 1998. Présente dans les cellules graisseuses, elle informe le cerveau sur les stocks de graisse.

Lors d'une restriction alimentaire, la sécrétion de leptine diminue. Le cerveau enregistre au niveau de l'hypothalamus cette diminution et un signal de faim est déclenché. Cette adaptation à la restriction est très rapide puis qu'au bout de 48 heures la leptine diminue déjà.

La ghréline

Cette hormone est sécrétée par l'estomac. Elle a été découverte en 2001. Elle semble impliquée dans l'initialisation des repas. En effet, en cas de restriction alimentaire, l'estomac sécrète davantage de ghréline. Comme pour les autres hormones, cette sécrétion est analysée par l'hypothalamus et un signal de faim est déclenché pour « forcer » l'individu à manger.

La sérotonine

L'insuline, qui augmente lors de la consommation d'un repas, provoque au niveau des cellules nerveuses au cerveau la libération d'une substance : la sérotonine. Cette sérotonine coupe en partie la faim.

Inversement, en cas de diminution de l'alimentation, l'insuline diminue dans le sang (pour diminuer les hypoglycémies), ce qui a pour conséquence de diminuer la sécrétion de la sérotonine et provoque au niveau de l'hypothalamus (toujours lui !) une sensation de faim, notamment pour des aliments sucrés.

Pour traiter les crises de boulimie, surtout lorsqu'elles concernent le sucré (voir le chapitre sur le traitement de la boulimie), certains praticiens utilisent avec succès des médicaments antidépresseurs qui augmentent les taux de sérotonine (on parle d'antidépresseurs sérotoninergiques).

Le schéma ci-contre résume ce qui se passe lors d'une diminution de l'alimentation.

Ce récapitulatif répond à la question posée en tête de ce chapitre concernant l'amaigrissement. Toute perte de poids conduit irrévocablement à la faim. Si la fin justifie les moyens, la faim en est, en revanche, un sérieux obstacle. À la volonté affichée de perdre du poids, le corps y substitue violemment une force opposée : la faim.

On pourrait comparer le déclenchement d'une « crise de boulimie » à un séisme né de l'affrontement de deux plaques tectoniques : le désir de maigrir et la faim.

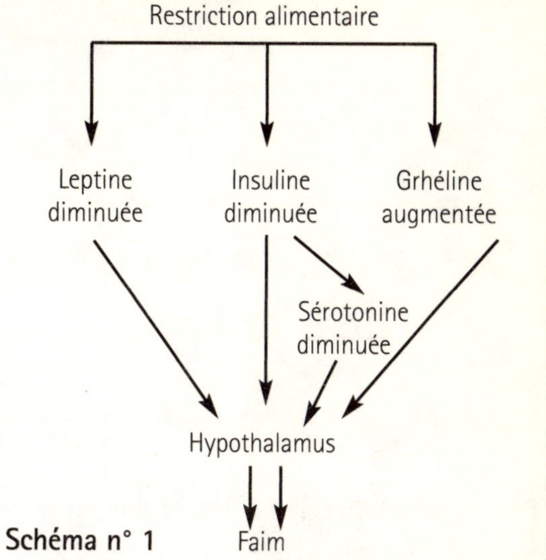

Schéma n° 1

Toutes ces approches montrent qu'il n'existe pas une seule raison identifiable pouvant expliquer les « crises de boulimie ». Cependant, en considérant et en combinant ces différentes approches, le lecteur pourra se faire une idée plus précise quant aux raisons de ce trouble du comportement.

Le traitement des crises de boulimie

Les troubles du comportement alimentaire ont souvent pour origine un certain nombre d'idées fausses : sauter des repas fait maigrir, un beau bébé est un gros bébé, le sucre fait davantage grossir que les graisses, etc. Pour rétablir la vérité, il est nécessaire d'utiliser des traitements cognitivo-comportementaux.

Ces traitements se déroulent en trois étapes :

- *La première est d'ordre comportemental :* elle vise à réapprendre aux patients à posséder un certain contrôle sur leur alimentation et à acquérir de nouvelles habitudes alimentaires.
- *La seconde est d'inspiration cognitive :* la personne délaisse ses notions fausses qui alimentent son image, sa relation avec la nourriture, sa vision de l'alimentation.

➪ *La troisième enfin conforte les acquis* et met en application les nouveaux principes reçus.

1RE ÉTAPE : L'APPRENTISSAGE DES RYTHMES

Catherine : « Avec cette crise de boulimie, j'ai pris 1 kg ; demain, je ne bois que du café. » Elle ne sait plus où elle en est. Ses crises de boulimie lui gâchent la vie. Plus elle y est sujette et plus elle se restreint lors des repas et plus les crises sont nombreuses. La nourriture obsède toutes ses pensées du matin au soir et même la nuit.

Les crises de boulimie entraînent un tel sentiment de culpabilité que les repas suivants sont parfois très frustes, voire même inexistants. Ces repas « sautés » provoquent à leur tour une sensation de faim (dont nous avons expliqué le mécanisme un peu plus haut) et de nouveaux dérapages.

Parallèlement, l'alimentation fait peur à la personne boulimique. Elle pense qu'à l'occasion d'un repas, ce sont de nouvelles calories qui vont entrer dans son corps et qui vont la faire grossir. Elle aura donc tendance à diminuer spontanément les quantités ingérées pour diminuer les risques de prendre du poids.

Rien n'est plus faux. La personne qui se restreint aux repas pour éviter de prendre du poids est semblable à celle qui, pour effectuer un long voyage en voiture se prive de repos pour gagner du temps. Au bout d'un certain temps, elle s'endort au volant et se retrouve à l'hôpital, perdant ainsi non pas de précieuses minutes, mais des jours entiers, voire la vie. On pourrait ainsi multiplier les exemples.

La première étape du traitement consiste **à apprendre à apprivoiser les repas.** Nous verrons plus loin pourquoi les repas normaux ne font pas grossir et pourquoi il ne faut pas en « sauter ».

Il convient lorsque l'on est atteint de troubles du comportement alimentaire de rythmer sa journée en fonction d'horaires fixes. Ce cadre, en permettant des repères fixes, apporte une sécurité bénéfique. Ainsi, il est important :

- De se lever à horaires fixes, même les jours de congés. En effet, lorsqu'on se lève à 11 heures, le déjeuner de midi est le plus souvent exclu et le petit-déjeuner, même amélioré, ne remplira pas suffisamment l'estomac jusqu'au soir. Des fringales peuvent s'en suivre tout au long de la journée.
- De manger à heures fixes et en quantité suffisante.
- De se coucher à heures fixes. Si la personne se couche tardivement, elle risquera de se lever tardivement.

⇨ De pratiquer une activité physique quotidienne, facile à mettre en œuvre comme la marche, le vélo d'appartement, la corde à sauter, etc. En cas de dérapage, cette activité physique « épongera » une partie des apports énergétiques.

Les personnes atteintes de boulimie ont tendance à s'autodévaluer, à interpréter faussement des événements, à les déformer. Bien souvent, leurs notions sur l'alimentation sont également farfelues.

Le deuxième temps du traitement vise à la fois à restituer une vision plus exacte de la réalité et à de meilleures connaissances concernant les mécanismes alimentaires et ses effets sur l'organisme.

« Connais-toi toi-même... », préconisait l'inscription portée sur le fronton du temple de Delphes. Socrate y ajouta *«... et tu connaîtras le monde et les dieux »*.

2ᴱ ÉTAPE : LE TRAITEMENT PROPREMENT DIT

Apprentissage des signaux internes

Élodie raconte sa mésaventure à la suite d'une crise de boulimie intervenue alors que des collègues de travail s'étaient réunies chez l'une d'entre elles inopinément : « J'ai mangé tous les pains au chocolat du paquet (10) parce qu'elles se sont moquées de moi. Elles ne veulent pas de moi parce que je suis grosse. Voilà ce qui arrive quand on se moque de moi. De toute façon, je n'arriverai jamais à rien et je n'intéresse personne. Et pourtant, si j'étais mince, tout irait bien mieux ! »

Le cas d'Élodie est intéressant car il réunit plusieurs mauvaises interprétations des signaux internes.

De quoi s'agit-il ?

Élodie souffre d'un problème de poids et de crises de boulimie. Elle attribue la dernière crise au fait que ses collègues se soient moquées d'elle. Elle établit une relation de cause à effet direct entre cette blessure d'amour-propre et sa crise de boulimie.

❍ *L'autoréférence*

« J'ai mangé tous les pains au chocolat du paquet (10) parce qu'elles se sont moquées de moi. » Élodie est sa propre référence. Les événements surviennent en fonction d'elle. Ses collègues se sont peut-être retrouvées entre elles parce qu'elles ont des affinités ou des occupations communes. Peut-être travaillent-elles ensemble depuis plus longtemps. Quoi qu'il en soit l'interprétation d'Élodie se fait en fonction de ses propres critères et par rapport à sa personne. Elle interprète des événements

extérieurs en fonction d'elle-même et réagit en fonction de cette interprétation.

❍ *La pensée opératoire*

« Elles ne veulent pas de moi parce que je suis grosse. » Élodie rapporte le départ de ses collègues de travail à son embonpoint. Plutôt que de se remettre en cause, d'évaluer sa propre attitude vis-à-vis de ses collègues, elle attribue les intentions de celles-ci à un fait concret, qui n'a sans doute aucun rapport avec son aspect physique, mais Élodie l'interprète ainsi.

La pensée opératoire est l'incapacité pour un individu d'évaluer globalement une situation, préférant s'appuyer sur des faits ou des détails concrets. L'enfant procède de cette façon de l'âge de 7 ans à celui de 11 ans environ.

Comme on le voit, cette forme de pensée est très immature et la réponse apportée (la crise de boulimie) l'est également.

❍ *La distorsion*

La réponse n'a pas de rapport évident avec la cause. Les collègues d'Élodie sont parties sans elle. Elle pourrait en profiter pour regarder un bon film, lire un livre, téléphoner à d'autres amies pour les voir… La solution retenue n'a aucune relation directe avec la cause. Elle en aurait eu une si elle n'avait pas mangé depuis plusieurs jours, par exemple.

❍ *L'amplification et la généralisation*

« De toute façon, je n'arriverai jamais à rien. » À partir du vécu d'un événement, le sentiment est amplifié et généralisé à toute son existence. Élodie a le sentiment de rater toutes ses entreprises, ce qui n'est sûrement pas le cas, et ce sentiment déborde le seul cas présent pour se généraliser à toute sa vie.

Le vécu désigne ce qui se vit dans la conscience (sentiment ou émotion) à la différence de la représentation objective. Par exemple, un jugement peut être vécu comme une injustice par une partie et une juste réparation pour l'autre partie.

❍ *La dichotomie*

« Je n'intéresse personne. » Ce mode de pensée procède par « tout ou rien ». Tout est blanc ou noir. Élodie se sent rejetée par des collègues de travail ; dans son esprit, elle n'intéresse personne. Seuls les extrêmes sont envisagés. La crise de boulimie est, elle aussi, une solution extrême.

❍ *L'antilogie*

« Et pourtant, si j'étais mince, tout irait bien mieux. » Des relations de cause à effet sont tirées alors qu'il n'existe aucun rapport entre les différents termes. Rien ne prouve que les personnes minces soient plus heureuses que celles qui sont plus fortes. Relier poids et bonheur est contraire à toute logique. En revanche, la guérison d'un

trouble du comportement entraîne bien évidemment un mieux-être.

Ces quelques exemples de distorsions de la pensée, qui ne sont pas exhaustifs, se rencontrent assez couramment. Ils sont généralement relevés à l'occasion d'un examen médical et, par la suite, identifiés par la personne qui en souffre.

Une orientation thérapeutique consiste à détailler par écrit le moment où les crises de boulimie surviennent comme à l'occasion de difficultés particulières ou en cas de sentiments négatifs vis-à-vis de soi.

Cette reconnaissance débouche sur un examen de l'authenticité des sentiments vécus. Dans le cas d'Élodie, par exemple, son histoire deviendra :

« *J'ai mangé tous les pains au chocolat du paquet (10) parce qu'elles se sont moquées de moi.*
J'ai eu le sentiment qu'elles se sont moquées de moi et qu'elles ne m'aimaient pas. Moi non plus d'ailleurs, je ne les apprécie pas beaucoup et c'est mieux comme cela.

Elles ne veulent pas de moi parce que je suis grosse.
Nous ne nous entendons pas, nous n'avons pas grand-chose en commun ni les mêmes centres d'intérêt.

Voilà ce qui arrive quand on se moque de moi.
Je vais passer une bonne soirée avec ma copine Amélie et, si elle n'est pas libre, je vais regarder ce film que j'aime tellement.

De toute façon je n'arriverai jamais à rien et je n'intéresse personne.
Si Amélie est libre ce soir, je vais programmer une sortie avec elle. C'est vraiment sympa quand on est ensemble.

Et pourtant, si j'étais mince, tout irait bien mieux. »
Quel bonheur d'être en bonne santé ! Il faut que je fasse tout pour que ça dure et que j'en profite le plus longtemps possible.

Toutes ces interprétations sont idéales. En effet, lorsque le moral est bon, il est plus aisé de redresser la situation. Ainsi, un entraînement régulier à reconnaître les pensées faussées facilite leur interprétation et permet d'établir plus rapidement la réalité des faits.

Apprentissage nutritionnel

Au regard de tout ce qui vient d'être écrit, les crises de boulimie ne sont qu'un symptôme d'un trouble plus général. C'est, toutes proportions gardées, comme la fièvre dans une grippe. Si on soigne la fièvre, on ne guérit pas la grippe, mais on ne peut pas soigner la grippe sans traiter la fièvre. Il en va de même dans la boulimie : s'occuper des crises ne guérit pas, il faut une prise en charge plus générale, gérant les troubles psychologiques associés. Toutefois on ne peut utilement soigner la boulimie sans prendre en compte la dimension nutritionnelle (nombre de crises, quantités ingérées).

À cet égard, quelques notions doivent être rappelées. Le poids est la clef de voûte des troubles du comportement alimentaire. L'étape préliminaire à tout traitement ultérieur consiste à raffermir les connaissances sur ce point.

❍ *Les entrées*

L'énergie nécessaire à l'organisme est apportée par l'alimentation. On la comptabilise sous forme de calories que l'on note kcal (kilocalories). Contrairement à ce que beaucoup de personnes pensent, les sucres (glucides) ne sont pas ceux qui apportent le plus de calories. Ce sont même ceux qui en apportent le moins.

Les aliments les plus énergétiques sont les graisses (lipides). Vient ensuite l'alcool, puis, en dernier, les protéines (viande...) et les glucides à égalité. On peut résumer l'apport de calories des aliments par le tableau schématique suivant :

1 gramme de lipides	***= 9 kcal***
1 gramme d'alcool	***= 7 kcal***
1 gramme de protéine (ou protide)	***= 4 kcal***
1 gramme de glucides	***= 4 kcal***

Il faut compléter cette table des valeurs avec le rôle de chacun de ces nutriments sur la sensation de satiété. Les lipides sont absorbés sans que le corps s'en rassasie vraiment. Les glucides sont plus efficaces et permettent de satisfaire au besoin de « se remplir l'estomac ». Les meilleurs restent toutefois les protéines qui provoquent la sensation d'être « repu » (ce qu'on appelle la « satiété »).

Les aliments qui sont ingérés représentent les entrées de calories. Voyons à présent comment l'individu dépense des calories.

❍ *Les sorties*

Les dépenses d'énergie sont également comptabilisées en calories. À la différence des entrées qui sont seulement représentées par l'alimentation, il existe plusieurs voies de sorties.

• LES DÉPENSES ÉNERGÉTIQUES DE REPOS

Cette sortie de calories est représentée par les dépenses de l'organisme lorsqu'aucun effort est fourni. Les battements du cœur, le fonctionnement du cerveau, les mouvements respiratoires… représentent 60 % (c'est-à-dire la grande majorité) des calories dépensées.

• LA THERMOGENÈSE

Un certain nombre de calories (environ 10 %) sont brûlées pour consommer les aliments. Cette thermogenèse liée à l'alimentation peut être comparée à une taxe qui ne profite pas.

Ainsi, sur un repas de 1000 calories, 100 seront « prélevées » pour faire fonctionner « la machine » et 900 « profiteront » directement à l'organisme.
Selon la nature des aliments absorbés, la thermogenèse est plus ou moins importante. Les lipides consomment peu pour être ingérés (de 0 à 2 % de leur valeur énergétique). Les glucides consomment environ 9 à 25 % selon leur nature, et les protides sont les plus lourdement taxés (28 à 30 %). Les protides sont donc les aliments qui apportent le moins de calories : pour 1 g de protéine, soit 4 kcal, 30 % se volatilisent et il n'en reste que 70 %, soit 2,8 kcal (70 % de 4 kcal).
En résumé, lors d'une crise de boulimie, 10 % des calories ingérées ne profiteront pas à l'organisme, c'est toujours ça de gagné !
À côté de cette thermogenèse induite par l'alimentation, il existe une autre source de production de chaleur qui sert au maintien de la température corporelle. Le corps doit combattre et s'adapter aux conditions extérieures. Ainsi, lorsqu'il fait très chaud ou très froid, le nombre de calories dépensées augmente.

• L'ACTIVITÉ PHYSIQUE

L'activité physique représente 15 à 30 % des calories dépensées. Il est évident qu'un athlète de haut niveau brûle davantage de calories qu'une personne sédentaire.

Mis à part le cas spécifique des sportifs, il est tout de même remarquable que l'activité physique consomme peu de calories (30 %) au regard de ce qui est dépensé par l'organisme pour assurer la vie (60 %).

Cela ne signifie pas qu'il faille rester les bras croiser pour dépenser des calories, au contraire! C'est justement la sédentarité qui porte préjudice à la dépense des calories ingérées.

Le schéma ci-dessous montre la répartition des différents postes de dépense énergétique:

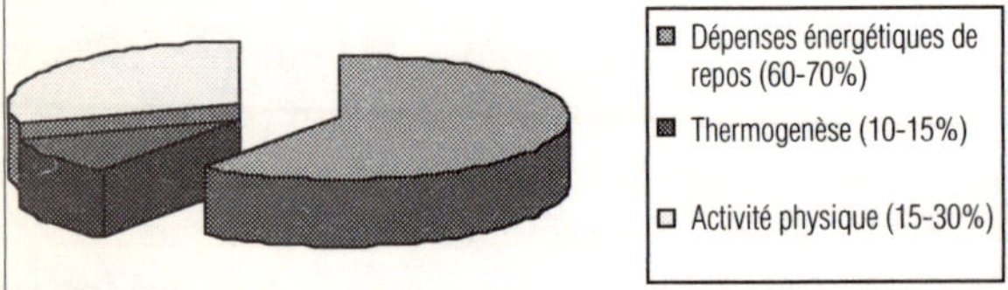

Schéma n° 2

En règle générale, chez un individu ayant une activité physique « standard », c'est-à-dire s'il n'effectue pas de sport à haut niveau ni de travaux de force, **les dépenses énergétiques sont globalement de l'ordre de 40 kcal par kilo de poids.**

Par exemple, une personne qui pèse 60 kg dépensera environ 60 kg x 40 kcal = 2400 kcal (un peu moins pour les femmes) par jour.

○ *Notions préliminaires sur le poids*

Un poids stable signifie que les entrées et les sorties s'équilibrent (même si la personne est en surpoids).

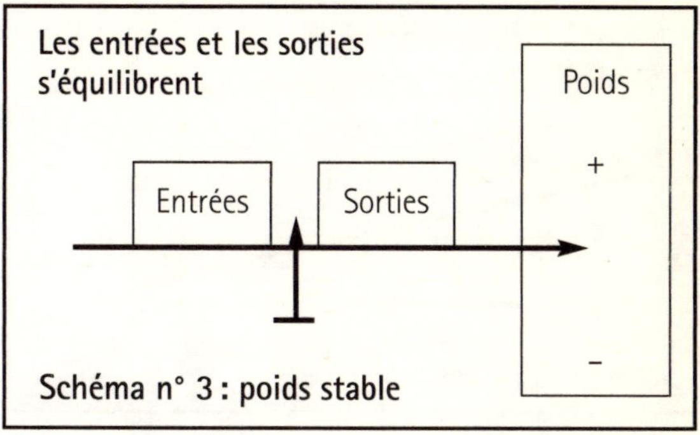

Schéma n° 3 : poids stable

Si les entrées sont plus importantes que les sorties, c'est-à-dire si l'alimentation apporte plus de calories que le corps n'en dépense, alors le poids augmente.

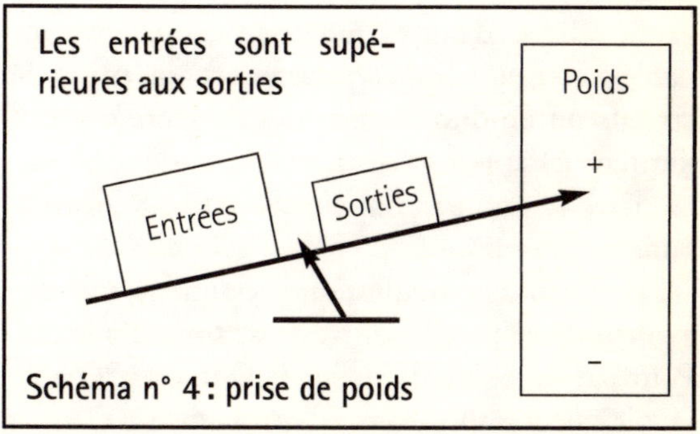

Schéma n° 4 : prise de poids

A contrario, si les sorties de calories sont supérieures aux entrées apportées par l'alimentation, alors le poids diminue.

Les sorties sont supérieures aux entrées

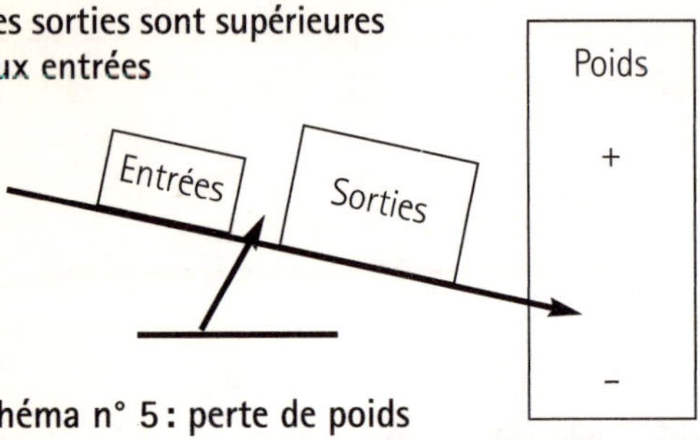

Schéma n° 5 : perte de poids

Ces schémas expliquent comment le poids augmente ou diminue en fonction des aliments ingérés et des déperditions de calories. Les personnes boulimiques ne sont pas toutes en surpoids ou obèses, car elles savent compenser des apports excessifs par une restriction au cours des repas suivants ou par d'autres moyens peu recommandables comme des vomissements, la prise de laxatifs ou de diurétiques. Ces derniers moyens limitent les apports caloriques, mais ne résolvent en rien le trouble du comportement alimentaire… au contraire.

Les personnes boulimiques estiment souvent avoir trop de poids. Tel n'est pas toujours le cas. Pour savoir ce qu'il en est, il faut au préalable savoir calculer son index de corpulence.

❍ *Trop de poids ?*

Même si bon nombre de personnes boulimiques ont un poids normal, la peur d'un excès, d'être dans une situation hors norme, est présente chez chacun d'entre eux. Dans bien des cas, les troubles du comportement alimentaire prennent leurs racines sur la conviction d'être trop gros. Qu'en est-il ?

L'index de corpulence – encore appelé « index de masse corporelle » (IMC) ou, en anglais, « Body Mass Index » (BMI), ou encore « indice de Quetelet » – se calcule en divisant le poids en kg par deux fois la taille en mètres.

IMC = poids en kg / (taille x taille) en mètres

Ainsi, une personne qui mesure 1,60 m et pèse 62 kg aura un IMC de 24,2 kg/m^2 :

IMC = 62 / (1,60 x 1,60) = 24,2

L'index de corpulence définit :

- un poids pathologique s'il est inférieur à 17 ;
- un poids insuffisant s'il est compris entre 17 et 20 ;
- **un poids « normal » entre 20 et 25 ;**
- une surcharge pondérale entre 25 et 30 ;
- une obésité s'il est compris entre 30 et 35 ;
- une obésité sévère entre 35 et 40 ;
- une obésité morbide (qui entraîne des maladies liées au poids) s'il est supérieur à 40.

Taille	Limite inférieure	Limite supérieure	Obésité	Obésité sévère	Obésité morbide
1,48	37 kg	55 kg	66 kg	77 kg	88 kg
1,50	38 kg	56 kg	68 kg	79 kg	90 kg
1,52	39 kg	58 kg	69 kg	81 kg	92 kg
1,54	40 kg	59 kg	71 kg	83 kg	95 kg
1,56	41 kg	61 kg	73 kg	85 kg	97 kg
1,58	42 kg	62 kg	75 kg	87 kg	100 kg
1,60	44 kg	64 kg	77 kg	90 kg	102 kg
1,62	45 kg	66 kg	79 kg	92 kg	105 kg
1,64	46 kg	67 kg	81 kg	94 kg	108 kg
1,66	47 kg	69 kg	83 kg	96 kg	110 kg
1,68	48 kg	71 kg	85 kg	99 kg	113 kg
1,70	49 kg	72 kg	87 kg	101 kg	116 kg
1,72	50 kg	74 kg	89 kg	104 kg	118 kg
1,74	51 kg	76 kg	91 kg	106 kg	121 kg
1,76	53 kg	77 kg	93 kg	108 kg	124 kg
1,78	54 kg	79 kg	95 kg	111 kg	127 kg
1,80	55 kg	81 kg	97 kg	113 kg	130 kg
1,82	56 kg	83 kg	99 kg	116 kg	132 kg
1,84	58 kg	85 kg	102 kg	118 kg	135 kg
1,86	59 kg	86 kg	104 kg	121 kg	138 kg

Limites de poids en fonction de la taille

Ces indications sont intéressantes car elles permettent de rétablir un certain nombre d'idées fausses ; bien des personnes deviennent boulimiques à force de restrictions alors qu'au début, tout au moins, il n'existait pas de problème de poids. Celui-ci était plutôt « dans la tête ».

Chez l'enfant et l'adolescent, les chiffres ne sont pas les mêmes et varient en fonction de l'âge.

Les courbes des pages suivantes représentent la variation de l'IMC qu'il faut calculer au préalable (voir plus haut) en fonction de l'âge et du sexe de l'enfant ou de l'adolescent.

Comment lire la courbe :

Exemple d'une fille de 13 ans :

- si son index est de 19, elle aura un **poids normal** (IMC entre les courbes 25 et 75 %) :
- si son index est de 20,5 elle sera en surpoids (IMC entre les courbes de 75 % et 90 %) ;
- si son index est de 22, elle sera en surpoids (IMC entre 90 et 97 %) ;
- si son index est de 24, elle sera en obésité de degré 1 alors qu'à l'âge adulte ce chiffre est considéré comme normal ;
- si son index est de 29, elle sera en obésité de degré 2.

Courbe d'index de corpulence chez la fille de 0 à 18 ans

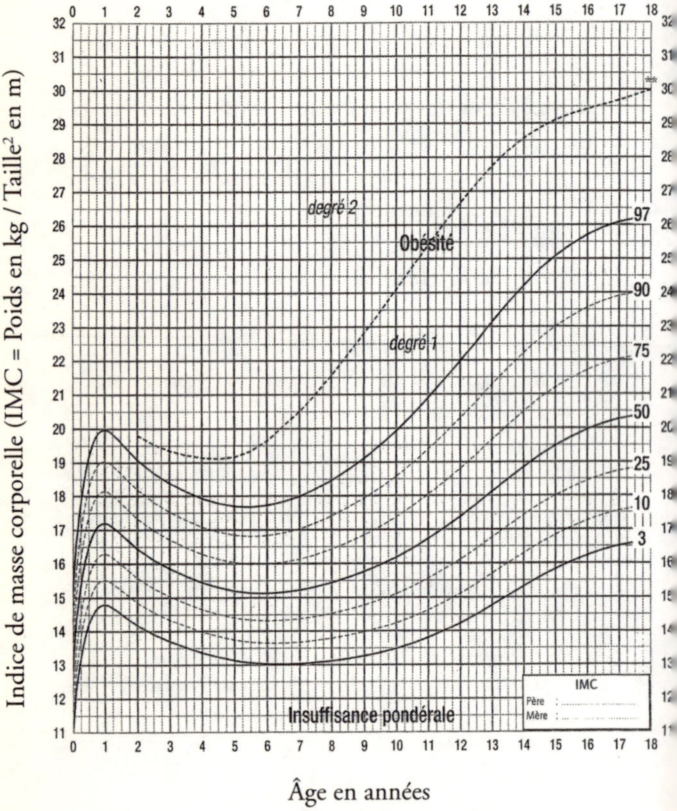

Courbe d'index de corpulence chez le garçon de 0 à 18 ans

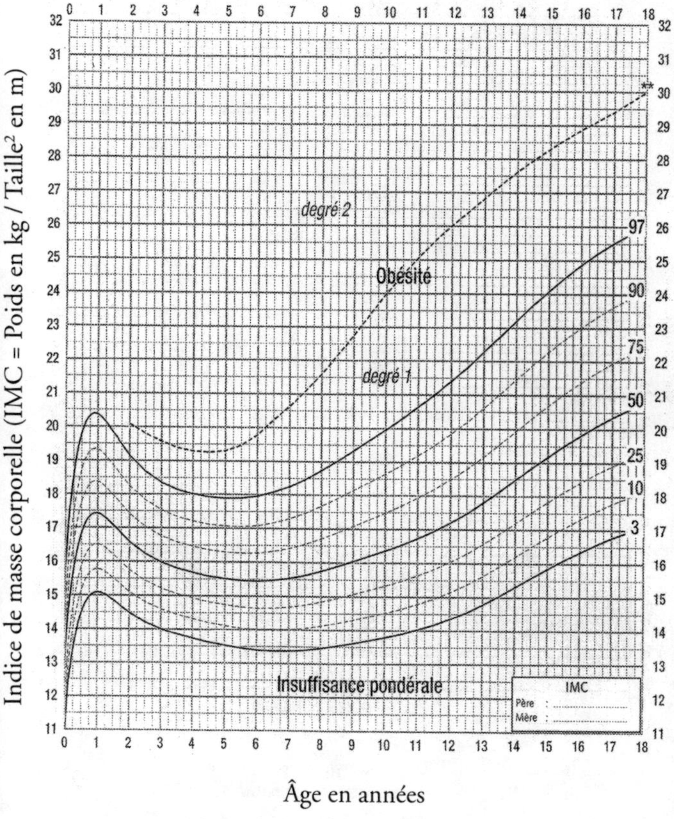

Un garçon de 10 ans avec un indice de corpulence de 23 aura une obésité de degré 1.

Pourquoi ces courbes et ce chapitre sur le poids?
Quelques chiffres en préambule de réponse*:

- 13,3 % des enfants de 2 à 17 ans souffrent d'obésité (10,9 % de degré 1 et 2,4 % de degré 2).
- L'âge critique est 7 ans car un enfant sur cinq souffre d'obésité, tous degrés confondus, à cet âge.
- L'obésité modérée des enfants a été multipliée par 2 en 15 ans.
- L'obésité massive des enfants a été multipliée par 5 en 16 ans.
- Le seul pays qui a stabilisé ses chiffres est la Finlande où un programme d'éducation nutritionnelle a été institué dans toutes les écoles**.

Les chiffres parlent d'eux-mêmes. Les adolescents sont bien conscients qu'autour d'eux se répand une véritable épidémie d'obésité. La crainte d'être touchés à leur tour peut les conduire à des conduites alimentaires aberrantes. Une bonne connaissance des normes permet de

---

* Étude ObÉpi 2000 : le surpoids et l'obésité en France (INSERM/Institut Roche de l'obésité/SOFRES).

** 7e Congrès international de l'obésité (2000).

prévenir dès le plus jeune âge un embonpoint toujours mal vécu par les adolescents.

Cependant, ces courbes pour intéressantes qu'elles soient ne suffisent pas toujours. La répartition du poids entre graisse et muscle est fondamentale et il convient de les distinguer l'une de l'autre.

❍ *Poids et graisse*

Entre deux personnes qui pèsent le même poids, les différences peuvent être importantes. Le poids n'est pas uniforme. Il est composé de divers éléments dont la masse varie selon chaque individu.

Le premier schéma représente la composition des différents secteurs : muscles, graisse, eau et os, pour une personne normale.

Répartition des différents compartiments chez une personne « normale »

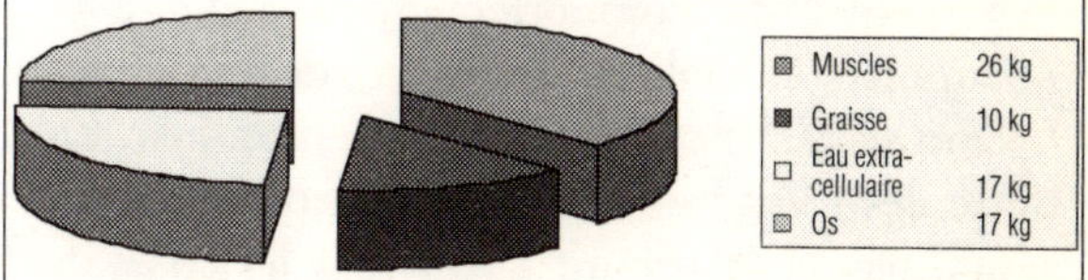
Muscles 26 kg
Graisse 10 kg
Eau extra-cellulaire 17 kg
Os 17 kg

Le second schéma représente la même répartition des différents éléments, mais cette fois pour une personne, qui tout en présentant le même poids sur la balance que la première, peut-être qualifiée d'obèse.

Répartition des différents compartiments chez une personne « obèse »

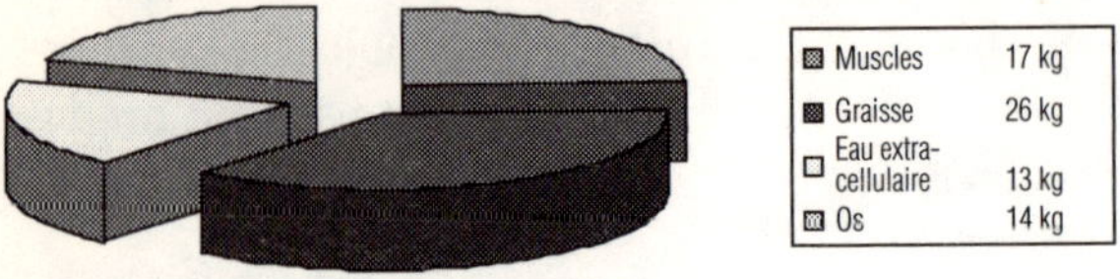
Muscles 17 kg
Graisse 26 kg
Eau extra-cellulaire 13 kg
Os 14 kg

On voit que la répartition a changé. La masse graisseuse est plus importante que dans le cas précédent et son développement s'est réalisé aux dépens de la masse musculaire.

Ainsi, il arrive dans certains cas, surtout chez les adultes, que le poids soit normal et que la morphologie ne plaise pas à la personne qui se trouve trop grosse. Les vêtements serrent et l'embonpoint gagne. Les stratégies visant à perdre du poids sont dans ce cas plus difficiles et favorisent les troubles du comportement alimentaire et notamment la boulimie, car à force de restrictions la faim se déclenche et pousse à consommer. En outre, les frustrations ne sont pas toujours bien supportées et favorisent à leur tour les crises de boulimie. Ces crises culpabilisent l'individu qui va à nouveau se restreindre, etc. Il se crée alors un véritable cercle vicieux.

L'exercice physique à raison d'au moins une demi-heure par jour ne permet pas de perdre du poids, mais en revanche, facilite l'amaigrissement

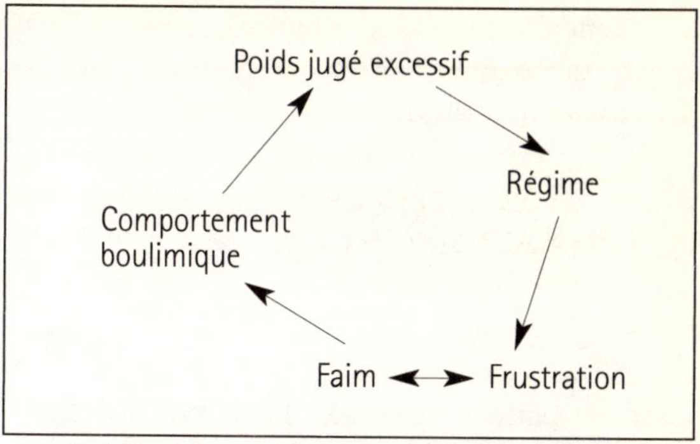

Schéma du cercle vicieux de la boulimie
(M. Sanchez-Gardenas, *Le comportement boulimique, op. cit.)*

dans ce sens où la masse grasse diminue au profit de la masse maigre (musculaire). La silhouette se transforme et la taille, témoin de la masse graisseuse, s'affine.

- ***La perte de poids correspond à une diminution de la masse globale sans préjuger de sa composition. On peut perdre du poids parce que l'on perd de l'eau, de la graisse ou du muscle ou les trois à la fois.***

- ***L'amaigrissement correspond à une diminution du compartiment qui stocke les graisses de réserve dans l'organisme. L'amaigrissement ne correspond pas toujours à une perte de poids car la perte de graisse peut être compensée par un accroissement de la masse musculaire, par exemple.***

Cependant l'exercice physique peut ne pas s'avérer suffisant et parfois une perte de poids est nécessaire. Il faut qu'elle soit contrôlée pour être efficace et non traumatisante pour le corps et le psychisme de la personne. Elle ne doit pas conduire à des effets contraires à ceux recherchés, comme des crises de boulimie.

❍ *Le poids : un ennemi perfide*

Pour combattre un ennemi, il faut tout d'abord le connaître. Voici comment fonctionnent les prises et les pertes de poids : un **poids stable** signifie que les entrées et les sorties de calories sont équilibrées, que l'individu fasse 50 kg ou 160 kg.

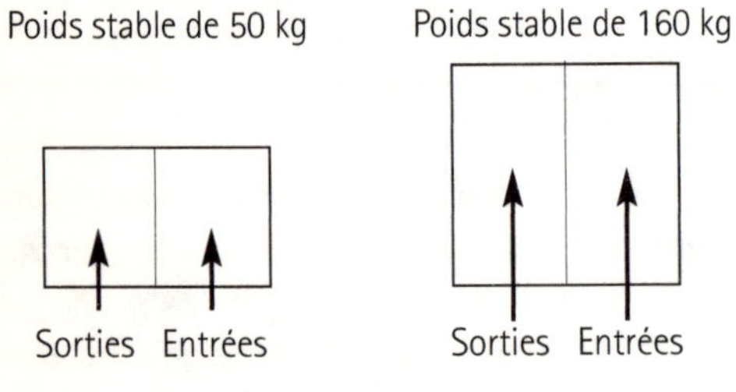

Nous avons vu que l'équilibre résulte de la différence qui existe entre les entrées et les sorties de calories. Quand il y a prise de poids, cela signifie que les entrées sont supérieures aux sorties.

Dans cette hypothèse, le corps réagira. Comme le poids augmente, l'organisme devra brûler plus de calories pour fonctionner. Pour faire une comparaison, si votre voiture devenait subitement un camion, ce dernier brûlera plus d'essence même si le moteur tourne au ralenti et *a fortiori* s'il prend la route. C'est donc une bonne chose *a priori* puisque durant quelque temps, les sorties seront supérieures aux entrées. Mais peu à peu, les sorties deviendront identiques aux entrées : le poids se stabilise à un niveau supérieur.

Pourquoi ? Parce que le corps s'adapte à ce nouveau poids, recalcule ses paramètres et adapte sa consommation, sa « vitesse », tout son fonctionnement aux ressources supplémentaires que vous lui donnez.

Poids stabilisé à un niveau supérieur

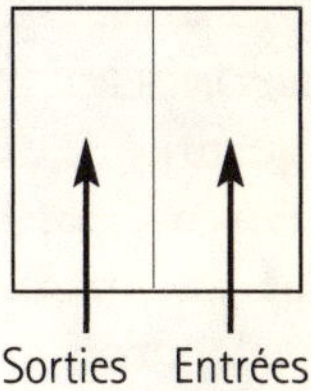

Pour perdre du poids, on l'a vu également, il faut que les entrées restent inférieures aux sorties de calories, brûler davantage de calories que l'on n'en consomme.

Le phénomène, qui avait lieu pour la prise de poids, se reproduit ici pour la perte de poids, mais dans l'autre sens : si un individu perd du poids, c'est parce qu'il consomme moins d'aliments et de calories. Le résultat est garanti, mais ne dure pas. En effet, son corps se met également à brûler moins de calories (le camion se transforme en voiture). Comme les dépenses diminuent, elles finissent par devenir identiques aux calories ingérées et le poids se stabilise à nouveau à un niveau inférieur.

On comprend que cette évolution des dépenses caloriques en fonction du poids perdu constitue un frein à une perte de poids prolongée et, dans bien des cas, empêche l'aboutissement d'un régime même bien conduit.

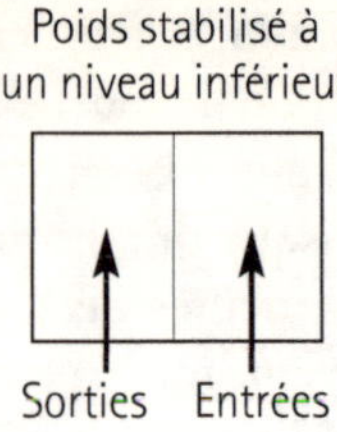

Malheureusement ce frein n'est pas le seul…

• LE PONDÉROSTAT

La quantité de calories brûlées par l'organisme est déterminée par le poids, mais aussi par la génétique de chaque sujet. Ainsi, chaque personne brûle les calories différemment de son voisin. Cela explique pourquoi certains mangent beaucoup sans grossir et pourquoi d'autres mangent peu et grossissent. Cependant, le poids est remarquablement constant sur du long terme. On peut, bien sûr, perdre un peu à l'occasion d'un régime ou prendre un peu à l'occasion de fêtes, mais sur du long terme, le poids acquis disparaîtra et celui perdu reviendra dans la grande majorité des cas.

Cette stabilité est expliquée par les schémas précédents. Elle vient du fait que le poids, comme le sucre dans le sang ou la température corporelle, est régulé. Il est une constante de l'organisme : on parle de « pondérostat » ou de *« set point »*. À la manière d'un thermostat qui régule la température d'une pièce, le poids est régulé par l'organisme. Cela explique les nombreux échecs à plus ou moins long terme de l'ensemble des régimes offerts.

• LE PSYCHISME

Les crises de boulimie correspondent à des échappatoires, à des compensations, à une certaine ritualisation de son mode vie, à une communication avec son intérieur à travers la nourriture. Abandonner ses crises, c'est mettre un terme, même si cela peut paraître paradoxal, à tout cela. Dès lors, pour renoncer à des habitudes, même mauvaises, il faut trouver d'autres rituels, d'autres moyens d'échapper aux difficultés traversées par des voies différentes. L'exercice physique peut être salutaire. Il présente en effet l'avantage d'occuper le corps et l'esprit. Il est davantage conseillé de l'exercer en dehors de chez soi et en collectif. La psychothérapie avec des professionnels peut être également proposée si la personne en accepte la prise en charge. D'autres pistes peuvent être tentées en fonction des goûts et des choix de chacun.

Perdre du poids quand on est boulimique

Derrière la boulimie se dissimule une volonté de perdre du poids. Même si classiquement, le boulimique n'est pas obèse, il cherche généralement à perdre du poids. Chaque crise transforme un peu plus ce désir en gageure, amenuisant la confiance de la personne dans ses possibilités. Pour rompre ce cercle vicieux, il convient en premier lieu de rétablir des repas dignes de ce nom où n'est exclu aucun aliment. En effet, chez les personnes boulimiques, l'essentiel de la prise de calories n'a pas lieu au cours des repas, mais en dehors des crises.

Voici une journée type que nous conseillons pour éviter le plus possible toute compulsion en dehors des repas et pour envisager néanmoins une perte de poids.

PETIT–DÉJEUNER

Il est prouvé que les personnes qui « sautent » des repas consomment davantage aux repas suivants et sont donc plus sujettes à des épisodes compulsifs. Le petit-déjeuner est un temps important si l'on veut perdre du poids. Les aliments proposés ci-dessous ne sont mentionnés qu'à titre d'exemple, la liste n'étant bien sûr pas exhaustive.

- Pain (2 tranches, par exemple) avec un peu de compote **ou** confiture **ou** miel **ou** *Confipote* plutôt que du beurre qui est plus énergétique.
  Le pain peut être remplacé par des biscottes (ou équivalent) **ou** par des céréales avec du lait (les viennoiseries sont à proscrire).
- Fruit **ou** jus d'orange.
- Thé, café au lait (écrémé ou demi-écrémé).
- Fromage blanc **ou** yaourt maigre.

Entre le petit-déjeuner et le déjeuner, il est recommandé de ne pas céder à la faim qui s'instaure de façon physiologique (naturelle) vers 11 heures.

DÉJEUNER (1 PLAT, FROMAGE OU DESSERT)

- En été : une salade composée avec, suivant les goûts, du thon **ou** du poulet **ou** du jambon, de la salade, des tomates, des pommes de terre **ou** du riz...
- En hiver : plutôt de la viande **ou** du poisson **ou** des œufs avec des légumes, y compris les haricots secs, les lentilles et les petits pois, mais aussi du riz **ou** des pâtes **ou** des pommes de terre.
- Passé le plat principal, on choisira, comme au restaurant, entre fromage **ou** dessert.
  - Si le choix se porte sur le fromage, une part suffit avec un morceau de pain (rester dans l'unité) ; ne pas se resservir pour ne pas reprendre du pain pour finir le fromage et du fromage pour finir le pain.
  - Si le choix se porte sur le dessert, celui-ci pourra, suivant les envies, comporter 1 fruit **ou** 1 part de gâteau **ou** 1 crème dessert, en sachant que toute frustration risque de déclencher ultérieurement une crise de boulimie.
- Un chocolat avec le café est toujours possible. À ce sujet, beaucoup de personnes n'osent pas prendre un carré, car ils craignent qu'en commençant, la boîte ou la tablette de chocolat termine ses jours dans l'estomac plus vite qu'elle n'aurait dû. Le carré de chocolat est souvent présenté isolément dans son emballage. Il constitue un bon préalable pour une rééducation, à moins que la personne n'élimine définitivement par choix un aliment de son alimentation. C'est un pari audacieux. Très souvent, les

crises réapparaissent à chaque fois que l'aliment sera involontairement proposé.

LE GOÛTER

Entre le déjeuner et le dîner, le goûter semble être une pratique instaurée tant chez les adultes que chez les enfants et, plus particulièrement encore, chez les personnes présentant des troubles du comportement alimentaire. Cet héritage de l'enfance est préjudiciable à une perte de poids et cela pour plusieurs raisons :

- Les crises de boulimie se déroulent souvent au moment du goûter, lorsque la nuit tombe et qu'une angoisse apparaît. Ce qui ne devait être qu'un « petit goûter » se transforme souvent en « gros goûter ». La personne s'en veut et, pour se punir, la collation tourne à la crise de boulimie.
- Même en l'absence de ces crises, toute alimentation provoque une sécrétion d'une hormone dont nous avons déjà parlé : l'insuline. On a découvert, depuis une quinzaine d'années, que l'insuline facilite le stockage des graisses dans l'organisme. Toute collation en dehors des repas est ainsi une occasion de stocker des graisses (si le repas en comporte). En outre, on sait également que l'insuline stimule sa propre sécrétion. Plus les collations sont nombreuses et plus l'insuline sera facilement sécrétée et plus les graisses seront stockées.
- Une bonne alternative en cas de compulsion alimentaire est de prendre un aliment peu calorique. Par exemple, un fruit qui ne contient pas de graisse.

LE SOIR (1 PLAT, 1 FRUIT)

Le dîner doit être plus léger que le déjeuner. Dans nos sociétés occidentales, l'alimentation est au contraire plus riche en seconde partie de journée alors que les dépenses sont moindres. Cette inadéquation explique en partie l'évolution importante de la prise de poids à laquelle on assiste depuis une vingtaine d'années déjà.

À titre d'exemple toujours :

- En été : une salade composée.
- En hiver : viande **ou** poisson **ou** œufs avec un accompagnement (comme le midi).
- 1 yaourt **ou** 1 fruit.

Évidemment, pour le déjeuner comme pour le repas du soir, les alcools (très caloriques) sont à limiter. En revanche, l'absorption quotidienne d'un litre au moins d'eau, thé, tisane… est recommandée. À cet égard, pour éviter les rétentions d'eau auxquelles les femmes sont souvent sujettes, il est conseillé de peu saler les repas (et non pas de boire moins, comme beaucoup le pensent).

Une journée ainsi définie permet une bonne régularisation de l'alimentation, le plus important étant d'acquérir un rythme.

Perdre de la graisse quand on est boulimique

Nous avons vu plus haut que le poids et la graisse sont deux notions différentes et que l'activité physique facilite « l'amaigrissement ». Le seul moyen pour perdre de la graisse de façon prolongée est d'augmenter son activité physique. Il ne s'agit pas de se mettre au trapèze volant, mais de bouger davantage.

Cette activité peut prendre la forme d'exercices physiques volontaires. Elle peut aussi, et c'est la meilleure façon de l'inscrire dans le temps, se manifester sous la forme de gestes quotidiens comme monter les escaliers, aller chercher son pain ou ses enfants à l'école à pied, faire le ménage, repasser, porter des charges, se garer loin de son lieu de travail, préférer les transports en commun, éviter la station assise, se rendre aux lieux de restauration à pied.

Bref, la stratégie à opposer à la boulimie est la « dynamie ».

Voici une liste d'activité, que chacun peut pratiquer selon ses possibilités

Que faire en cas de crise ?

❍ *Pendant la crise de boulimie*

Si une sensation de faim ou si une envie de manger survient, préférez prendre une banane, une pomme ou une clémentine. Les fruits apportent peu de calories, ils fourniront la satiété, c'est-à-dire qu'après les avoir consommés, on ne sent plus la faim et, en outre, ils sont bénéfiques pour la santé.

Activité	Vie quotidienne	Vie professionnelle	Sport
Modérée	Se laver, s'habiller, travaux ménagers, petit bricolage, tondeuse à gazon	Travail assis, conduite auto	Marche très lente (3 km/h), vélo de promenade, gymnastique légère, danse type slow
Moyenne	Porter 7 à 15 kg, passer l'aspirateur, laver les vitres, peindre, jardiner, activité sexuelle	Travail de garage, menuiserie, vissage	Marche lente (5 km/h), vélo (10 km/h) ou en faux plat, golf, tennis en double, ping-pong, danse type tango
Intense	Porter 15 à 30 kg, monter les escaliers lentement, scier	Travaux du bâtiment et de la construction	Marche rapide, course à pied, vélo rapide (15 km/h) ou petite montée, natation (brasse), ping-pong intensif
Exceptionnelle	Porter 30 à 40 kg, monter des escaliers rapidement, travaux de terrassement	Pioche, tronçonneuse, déménagement	Tennis en simple, course à pied (8 km/h), vélo (20 km/h ou montée plus abrupte), crawl, escrime, danse type disco ou rapide, ski, aviron

D'après Ellestadt, *Stress Testing, principle and practice,* Dadis Edit Doc Riom Laboratoire (CERM).

Si malgré tout l'alimentation dérape, il est très difficile de garder un tant soit peu le contrôle de la situation. Au début, lorsque la petite voix intérieure suggère timidement « tu ne devrais pas », il est encore possible de quitter la pièce avec l'aliment et de sortir faire une marche ou s'occuper à autre chose. Après… c'est trop tard !

❍ *Après la crise*

Ce qui est fait est fait ! Il faut noter soigneusement sur un cahier alimentaire, les quantités prises et les différents aliments consommés. Il faut également noter les sensations vécues avant, pendant et après la crise et analyser les causes de cette pulsion.

Tout n'est pas perdu. Éliminez les calories emmagasinées de façon saine en faisant du vélo, de la marche pendant trois quarts d'heure ou une heure. Cela évitera de vous morfondre et augmentera les sorties de calories (voir les schémas précédents). Si les crises se répètent trop souvent, n'hésitez pas à consulter un médecin.

❍ *Entre les crises*

La faim est dans certains cas naturelle. Toute personne, qu'elle prenne ou non un petit-déjeuner, subit une sensation de faim vers 11 heures du matin. Cela est dû à une baisse du sucre dans le sang (hypoglycémie). Il en va parfois de même vers 17 heures, mais souvent cette sensation se double d'anxiété à la tombée de la nuit et pousse à manger « un petit quelque chose ».

Il faut savoir résister. Dans nos pays, on ne meurt pas de faim ! Cette sensation pour désagréable qu'elle soit finit par disparaître spontanément pour revenir une ou deux heures plus tard… au moment du repas. En outre, nous avons vu que la faim est différente de l'envie de manger.

Il est nécessaire, aussi, de ne pas stocker anormalement de la nourriture chez soi, de manière à réduire les quantités ingérées en cas de crise.

❍ *Au moment des repas*

La meilleure façon d'éviter les crises de boulimie consiste à acquérir un nouveau rythme alimentaire. Les repas doivent impérativement être pris assis avec des plats préparés et mâchés plutôt qu'avalés. Ces rythmes diminuent la sensation de faim au cours de la journée et réapprennent que la première étape de la digestion consiste à mâcher des aliments et non pas à les engloutir comme dans les crises.

Il faut également manger des aliments dont on a envie, même en petite quantité. Une frustration demandera de toute façon à être satisfaite et si ce n'est pas à table, ce sera en dehors des repas et, parfois, en beaucoup plus grande quantité qu'elle n'aurait été absorbée en fin de repas par exemple, s'il s'agit d'un dessert ou d'un chocolat.

Il est également conseillé de prendre ses repas à heures fixes et assez tôt, vers midi et vers 19 heures, de manière à ne pas laisser la faim s'installer.

Dans certains cas, il peut être utile d'adjoindre certains traitements contre les crises de boulimie. Nous allons passer en revue les plus courants.

Les médicaments

Les antidépresseurs actifs sur la sérotonine (sérotoninergiques) peuvent s'avérer utiles en cas de dépression associée ou en cas de boulimie privilégiant les sucres.

Certaines personnes ont une appétence particulière pour les sucres (hydrates de carbone) et sont capables de « craquer » dessus en ingurgitant de grandes quantités. On parle de *« carbohydrate cravers »*. Les antidépresseurs sérotoninergiques ont donné les meilleurs résultats sur ce type de boulimies par rapport aux crises qui se focalisent sur le salé. La dépression n'est pas systématiquement associée à la boulimie. En tout état de cause, on ne peut pas associer les crises à une dépression sous-jacente, car rien ne prouve que la déprime n'est pas plutôt la conséquence que l'origine du trouble alimentaire.

La relaxation

Nous avons vu que la personne boulimique éprouve des difficultés à reconnaître des signaux internes et à faire la part des choses entre la faim et l'envie de manger, entre l'agressivité tournée contre autrui et celle dirigée contre soi-même.

La relaxation, par des exercices respiratoires et un réapprentissage de son espace corporel, facilite une meilleure approche de ces signaux internes que nous avons déjà décrits.

La Gestalt-thérapie

Le présent de l'individu « ici et maintenant » est le reflet de son passé et de ses aspirations à venir. La Gestalt-thérapie se propose d'étudier ce présent affectif, mental et corporel comme reflet des perturbations antérieures.

Le principe thérapeutique vise à faire prendre conscience à l'individu que ses signaux internes sont perturbés et qu'ils l'empêchent de s'épanouir. Cette prise de conscience permet un renouveau dans le contact avec autrui, ainsi qu'une attitude créatrice plutôt que destructrice.

La programmation neurolinguistique (PLN)

La PLN recherche une valorisation de l'être à travers un programme. Le cerveau peut se comparer à une entité informatique avec des éléments mis en mémoire, des programmes (programmation) qui gèrent les bases de données à travers les circuits nerveux (neuro) et un code particulier: le langage (linguistique).

La PLN se propose de développer des stratégies de réussite et de les modéliser pour répondre aux conflits qui surviennent au cours de la vie.

Plusieurs techniques sont utilisées. Citons pour exemple la restauration d'un manque de confiance. On utilise une situation où la personne a confiance en elle (par exemple, pour mijoter des plats savoureux) et on transfère cette confiance dans un domaine où elle fait défaut (par exemple, affronter un collègue de travail).

L'hypnose

Il vous est déjà sûrement arrivé que quelqu'un vous parle sans que vous l'entendiez. Vous étiez là sans être là. L'Hypnose eriksonnienne se propose de créer un état proche de celui visé ci-dessus où le champ de la conscience est réduit pour dénouer les tensions, amenuiser les défenses psychologiques construites par l'expérience et l'éducation, pour faire apparaître des solutions nouvelles auxquelles l'individu n'aurait jamais songé auparavant.

L'acupuncture

Basée sur une approche de l'énergie, l'acupuncture agit sur les méridiens qui la véhiculent dans tout l'organisme. Des aiguilles plantées à la surface de la peau stimulent certains points caractéristiques des grandes fonctions de l'organisme et de leurs organes correspondants.

Dans la boulimie, la réponse alimentaire est une réaction, un symptôme, marque d'un conflit plus interne. L'acupuncture ne le résout certes pas, mais est capable de diminuer la sensibilité de l'individu à certains stress et de l'aider à trouver d'autres solutions, d'y faire face au mieux.

La psychothérapie

La psychothérapie consiste, lors d'entretiens face à face avec un professionnel, à faire surgir les conflits internes. Une fois ces causes identifiées, il devient plus aisé de trouver une relation de cause à effet entre les crises de boulimie et les problèmes mis à jour. Encore faut-il que la personne soit dotée de qualités d'introspection, ce qui n'est pas toujours le cas surtout si son mode de pensée procède de la pensée opératoire (voir plus haut).

La psychothérapie de groupe permet à la personne boulimique de lever en partie le sentiment de honte. Celle-ci se rend compte que son cas n'est pas isolé, que son comportement n'est pas unique. La comparaison avec d'autres individus plus malheureux encore relativise le trouble et rend possible le récit de ses propres accès. Un modérateur (médecin ou psychologue) peut être présent, mais ce n'est pas obligatoire. En son absence, ces groupes fonctionnent sur le mode des « Alcooliques anonymes », la boulimie étant en quelque sorte une toxicomanie.

Les thérapies familiales

Ce procédé thérapeutique est souvent proposé lorsque la personne boulimique vit au domicile de ses parents. Elle permet d'éclairer le comportement boulimique sous un jour nouveau.

Ludivine est en première, elle est sujette à des crises de boulimie qui se terminent invariablement par des larmes. Une thérapie familiale est proposée. Au cours d'un entretien, le père de Ludivine fait une remarque sur la façon dont sa fille travaille au lycée. Celle-ci explose : « De toute façon, je ne vois pas pourquoi tu dis cela, il n'y a que lorsque j'ai mes crises que tu t'intéresses à moi. »

Dans ce cas, la thérapie familiale a mis au jour un conflit entre le père et la fille. Ludivine, désireuse d'une relation proche avec son père, a développé un comportement boulimique pour qu'il s'intéresse à elle et lui témoigne de l'affection. Le mode relationnel a été revu et les crises se sont peu à peu espacées pour disparaître définitivement.

Les groupes d'entraide

Les personnes atteintes de boulimie se sentent isolées, incomprises, honteuses de leur attitude face à la nourriture. Un échange avec des personnes ayant vécu le même « enfer » peut s'avérer salutaire, surtout si ces personnes ont réussi à s'en sortir.

Citons quelques adresses :

- *Association Autrement* – Tél. : 01 40 67 72 98
- *Gefab, Groupe d'études français sur l'anorexie et la boulimie* – Tél. : 01 45 43 44 75
- *Association La Note Bleue* écoute les personnes victimes de troubles du comportement alimentaire et propose des ateliers d'art-thérapie – Tél. : 01 40 47 73 73
- *Association d'Aide aux boulimiques*
  Tél. : 01 45 41 38 49
  E-mail : info@boulimie.com

Citons également les sites Internet dédiés à la boulimie où chacun peut s'exprimer, poser des questions et se renseigner :

- www.boulimie.com
- www.boulimie.fr

Par son anonymat, Internet constitue un excellent moyen pour sortir de la prison intérieure dans laquelle se sentent enfermées les personnes atteintes de boulimie et pour poursuivre une démarche plus spécialisée ultérieurement.

Les résultats des différents traitements sont généralement bons, mais les rechutes sont fréquentes. En cas de surpoids ou d'obésité associés, les résultats sont plus incertains tant la structure psychologique et nutritionnelle de ces personnes est perturbée.

3E ÉTAPE : LE MAINTIEN

Les personnes atteintes de troubles du comportement alimentaire restent fragilisées durant toute leur vie. Comme pour tout comportement addictif (où il existe une dépendance), le maintien se résume à la consolidation inlassable des acquis lors de la phase de traitement proprement dite. Au risque de nous répéter, nous pensons que l'acquisition de rythme et leur assiduité sont la clef qui permettra de vaincre les crises.

Si des épisodes dépressifs surviennent ou si des épisodes compulsifs apparaissent à nouveau, il est nécessaire de consulter rapidement le thérapeute ou le groupe d'entraide qui avait aidé à la réussite première.

La prévention

La société actuelle pousse à la consommation. On ne compte plus les publicités vantant les glaces, les barres chocolatées, les laitages plus ou moins allégés, etc. Tous les arguments sont avancés : le plaisir, la convivialité, la sexualité, même les meilleures raisons comme la santé (les laitages contiennent du calcium pour les os, le beurre de la vitamine A…).

Les points de vente de nourriture se multiplient et il est possible d'acheter à presque toute heure et en presque tous lieux (y compris dans les collèges et lycées) de quoi se sustenter.

Même la minceur est promue de façon commerciale avec autant d'énergie. Lorsque le chaud et le froid sont soufflés avec autant de force, il est difficile de s'y retrouver. Le lit des troubles alimentaires se constitue peu à peu et il suffit d'un élément déclenchant dans la vie d'un individu pour que l'anorexie, les compulsions alimentaires ou la boulimie apparaissent.

La prévention passe par une bonne information chez les personnes les plus exposées, c'est-à-dire les adolescents, les professionnels de la beauté (esthéticiennes, mannequins...), les personnes contraintes de surveiller leur poids en permanence (sportifs, danseuses, postulants à des emplois de représentation...), etc. La distribution de collations dès l'école maternelle, même si elle permet de combler les carences de certains parents, n'est pas non plus des plus judicieuses car elle ancre des habitudes de grignotages en les officialisant : puisqu'on donne à manger à l'école entre les repas, c'est que c'est bon pour la santé.

Si vous trouvez que votre enfant se préoccupe trop de son poids, s'il fait des régimes ou s'il se trouve gros, abordez franchement ce sujet avec lui. Expliquez-lui que selon les individus, les aliments ne profitent pas tous de la même façon.

Faites lui comprendre que la santé n'est pas synonyme de minceur, mais d'équilibre.

À l'adolescence, le corps et les formes changent, les poils surviennent. On se compare, on rêve, on espère, et… les changements physiques ne sont pas toujours ceux attendus. Évitez les remarques, les plaisanteries ou les taquineries sur le poids ou les formes disgracieuses. À cet âge, l'humour est de mauvais goût et peut blesser profondément.

Au contraire, soyez à ses côtés, affrontez avec lui ses difficultés, ses doutes et ses peines. Offrez-lui un foyer où il se sente en sécurité affective et qui lui donne confiance en lui.

En revanche, si le problème de poids est bien réel, ne laissez pas la dépression s'installer et consultez avec lui un professionnel. Ce dernier saura lui délivrer des messages que vous ne parviendrez pas à transmettre. L'adolescence est aussi une période tendue entre les parents et les enfants.

Nous avons vu que l'adolescent est en quête de modèle. Les parents sont le premier exemple auquel se réfèrent les enfants. Soyez ce modèle en adoptant vous-même une alimentation saine et équilibrée, ainsi qu'une une activité physique régulière. Le cercle familial est le premier lien, le plus étroit. Servez-vous-en, ses effets en seront décuplés.

CONCLUSION

L'alimentation est initialisée par la sensation de faim ou d'envie de manger, tandis que la satiété, sentiment de plénitude intérieure (« *full up* », disent les Anglais) y met une fin. L'ingestion de nourriture répond à une nécessité vitale, à un comportement instinctif modulé chez l'homme par une recherche de plaisir, des habitudes inscrites dans un environnement psychologique, familial, professionnel et culturel. En résumé, chacun organise ses repas selon ses propres envies et ses possibilités.

Cette diversité de situations conduit parfois à certains excès alimentaires de façon à assurer la convivialité, calmer un stress ou augmenter les sources de satisfaction. Si ces événements restent peu nombreux, l'organisme les assume volontiers. En revanche, s'ils deviennent répétitifs et désorganisés, ils peuvent entraîner des troubles importants. Tel est le cas de désordres alimentaires dus soit à une restriction volontaire de nourriture (c'est le cas de l'anorexie mentale), soit au contraire à une ingestion excessive et involontaire d'aliments (c'est le cas de la boulimie). Il s'agit de véritables maladies car ces troubles sont très mal supportés (surtout la boulimie) et dévastateurs pour la santé mentale et physique des personnes qui en sont atteintes.

La boulimie se définit par une perte du contrôle alimentaire, au cours de laquelle la personne engloutit sans réel plaisir de grandes quantités de nourriture – n'importe quoi, n'importe comment – le plus vite possible en se cachant la plupart du temps des autres. Cet acte involontaire, car impulsif, est suivi d'un sentiment de honte, de culpabilité extrêmement pénible obligeant généralement la personne à « réparer » son « méfait ». Cette compensation se manifeste par des vomissements, une prise de médicaments comme des laxatifs, des diurétiques ou des lavements ou encore une intense activité physique.

Il existe des formes de boulimie moins caractérisées, mais plus fréquentes, où le besoin de réparer est moins évident. Le sentiment de honte et de culpabilité est tout aussi présent, ce qui amène ces personnes à porter – seules – le fardeau de leur secret durant de longues années.

Le traitement de la boulimie est malheureusement imparfait. Il combine l'apprentissage nutritionnel, la compréhension de ses signaux internes et celle de ses pulsions. Cet apprentissage vise à mettre une fin sur une faim identifiée comme telle.

D'une manière plus générale, on peut s'interroger sur l'augmentation conjointe des troubles du comportement alimentaire et de celle de la pression sociale, véritable tremplin à la promotion de la minceur, présentée comme source de succès et comme preuve de l'accomplissement de soi.

Dès lors, il semble que la prise en charge familiale doit être la plus précoce possible, grâce à une écoute attentive de la souffrance des enfants et grâce à l'instauration d'un sentiment de sécurité propre à développer la confiance en soi dès le plus jeune âge.

Fort de ce sentiment né au sein de la cellule familiale, l'esprit des adolescents se trouvera ainsi mieux armé pour combattre les pressions et les modes parfois absurdes que la société cherche à lui imposer.

Dumas-Titoulet Imprimeurs
42000 Saint-Étienne
Dépôt légal : juillet 2004
N° d'imprimeur : 41007D

Imprimé en France